实用壮医
药线点灸

李　珪　容小翔　主编

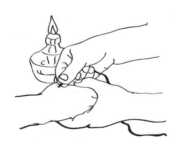

广西科学技术出版社

图书在版编目（CIP）数据

实用壮医药线点灸 / 李珪，容小翔主编. —南宁：
广西科学技术出版社，2015.12（2024.4 重印）
ISBN 978-7-5551-0550-3

Ⅰ.①实… Ⅱ.①李… ②容… Ⅲ.①壮族—民族
医学—药线点灸 Ⅳ.①R291.8

中国版本图书馆CIP数据核字（2015）第289323号

实用壮医药线点灸
SHIYONG ZHUANGYI YAOXIAN DIANJIU

李 珪 容小翔 主编

策划编辑：陈勇辉 罗煜涛
责任编辑：李 媛　　　　　　　　责任校对：徐光华
装帧设计：韦娇林　　　　　　　　责任印制：韦文印

出 版 人：韦鸿学
出版发行：广西科学技术出版社
社　　址：广西南宁市东葛路66号　　　邮政编码：530023
网　　址：http://www.gxkjs.com

印　　刷：北京兰星球彩色印刷有限公司

开　　本：890 mm×1240 mm　1/32
字　　数：160千字　　　　　　　　印　张：5.625
版　　次：2015年12月第1版
印　　次：2024年4月第2次印刷
书　　号：ISBN 978-7-5551-0550-3
定　　价：78.00元

作者简介

　　李珪，壮医主任医师，教授，壮医专家。广西首府百名中医民族医专家，国家卫生和计划生育委员会壮医执业医师考试专家，广西民族医药协会理事。

　　1990年开始从事壮医药工作，编写有壮医药线点灸疗法、壮医药物竹罐疗法、壮医火攻疗法、壮医熏洗疗法、壮医针挑疗法、壮医刺血疗法等方面的培训教材。熟练应用壮医药线点灸治疗各种适应证，临床效果显著，具有丰富的临床经验和理论基础。从事壮医药临床诊疗及研究工作20多年，特别是壮医特色诊疗技术的整理与传承工作。2004年承担广西自然科学基金课题"壮医药线点灸疗法治疗肺虚哮喘免疫指标观察"，发表《壮医药线点灸疗法治疗肺虚哮喘临床效果观察》（《中国针灸》，2005年第3期），在国内率先开展壮医虚证的诊治与规范化研究。

　　国家级重点专科"壮医目诊"负责人，壮医目诊诊断技术学术带头人，南宁市级非物质文化遗产项目"壮医目诊"传承人。曾主持和参加国家级、自治区级、厅级、局级科研课题10项，其中国家科技支撑计划1项、国家自然科学基金课题1项、国家中医药管理局课题2项、广西壮族自治区卫生厅（今广西壮族自治区卫生和计划生育委员会）课题3项、广西科技攻关课题1项、广西自然科学基金课题2项。获首届中国民族医药科学技术奖一等奖1项、广西科学技术进步奖二等奖1项、广西医药卫生适宜技术推广奖二等奖 2 项、中华中医药学会科学技术奖三等奖 1 项。先后发表学术论文 20 多篇，主编有《壮医目诊诊断技术规范与应用研究》《实用壮医目诊》《壮医目诊诊病挂图》《实用壮医药膳》等学术专著，参与编著《简明壮医药学》《中国壮医病证诊疗规范》《常用壮药临床手册》《实用壮医药》《壮药理论与现代研究》《广西壮族自治区壮药质量标准第二卷（2011 年版）》《壮医方剂学》《壮医诊疗标准与规范》《壮医学》（壮医执业资格考试培训教材）《综合实践技能》（壮医执业资格考试培训教材）《广西大百科全书》等 10 多部学术专著，其中《中国壮医病证诊疗规范》为壮医第一部临床诊疗方面的规范化论著，在民族医药临床研究领域成果显著。

曾出访美国、澳大利亚、新加坡、马来西亚等国家和地区，传授和推广壮医药知识和壮医特色诊疗技术，受到广泛的好评和欢迎。2015 年 8 月 8 日，在北京人民大会堂向全国基层医生代表讲授壮医药知识，受到了与会代表的热烈欢迎；壮医药首次进入国家殿堂，引起强烈的反响，印证了壮医并不是只能应用于广西局部地区，而是全国乃至全球都可以应用，亦即"民族的也是世界的"。

本书获"2015 年广西名老中医药专家传承工作室建设项目"资助

感谢黄汉儒、钟鸣两位专家给予的学术指导

目　录

上编　基础理论

下编 临床各科

目录

第七章　杂病 ……………………………………… 159

第一节　晕车 ………………………………………… 159

第二节　落枕 ………………………………………… 160

第三节　冻疮 ………………………………………… 161

第四节　口眼㖞斜 …………………………………… 162

第五节　痔疮 ………………………………………… 163

参考文献 ……………………………………………… 165

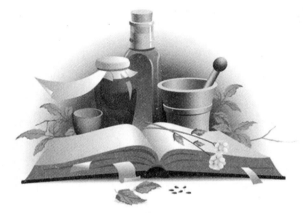

上编 基础理论

第一章　壮医药线点灸技术的历史沿革

第一节　壮医药线点灸疗法起源

　　壮医药线点灸疗法流传于广西柳州一带的民间，是壮族医药的重要组成部分，尤其以龙玉乾先生家传最为著名。该疗法由龙玉乾的祖母传给她的儿子龙见宏，再由龙见宏传给龙玉乾副主任医师。该疗法起源年代尚待考查，据其在龙氏家族已流传 3 代以上的事实推算，至少已有百年的历史，现已成为独具特色的壮医治疗方法之一。

　　1982 年，广西中医学院（现广西中医药大学）邀请龙玉乾医生到壮医门诊部坐诊并传授壮医药线点灸疗法，挖掘整理龙玉乾的祖训和临床经验，如"疾病并非无中生，乃系气血不均衡"的疾病成因。药线点灸之所以能够治病，就是因为它以局部热刺激效应，通过经络传导，调整气血归于平衡，使人体各部恢复正常的功能。另外，龙玉乾祖传的药线点灸适应证口诀还有"灸治铭言七大纲，寒热肿痿痛麻痒，一字一畴须当记，祛邪扶正得安康"。在疾病诊断方面，龙玉乾的祖传经验还有"若悉邪袭何家始？详询细切便分明，露迹尤可目判定，不明之疾络中寻"，取穴原则又有"寒手热背肿在梅，痿肌痛沿麻络央，唯有痒疾抓长子，各疾施灸不离乡"。这些概括了疾病成因、壮医药线点灸疗法的适应证、疾病诊断和取穴原则，为后人应用药线点灸指明了方向。经过几年的挖掘整理，1986 年时任广西中医学院壮医门诊部主任的黄瑾明教授、广西民族医药研究所所长黄汉儒、广西中医学院黄鼎坚教授根据龙玉乾的言传身教及临床实践加以发掘整理和规范，出版了具有里程碑意义的《壮医药线点灸疗法》一书。

第二节　壮医药线点灸疗法的推广应用

壮医药线点灸是流传于中国广西壮族民间的一种独特的医疗方法。19 世纪末，广西壮族聚居地柳江就有流传，至今至少已有 100 多年的历史，它的形成和发展经历了一个漫长的历史过程。长期的临床及实践证明，壮医药线点灸对临床各科的常见病、多发病及一些奇难杂症有较好的治疗作用，对某些疾病甚有立竿见影之功效，由于独具民族特色，因此千百年来在壮族民间广为流传，经久不衰。20 世纪 80 年代以前，壮医药线点灸只在民间世代口耳相传，自 1982 年以来，广西中医学院黄瑾明和广西民族医药研究所黄汉儒等科研究人员在民间壮医龙玉乾祖传经验的基础上，开展了对该疗法的发掘、整理、研究、提高以及大力推广应用工作，先后整理出版了《壮医药线点灸疗法》和《壮医药线点灸临床治验录》两部专著，并出版了《壮医药线点灸疗法》电视教学录像带。

目前，壮医药线点灸疗法已在全国 300 多家医疗单位应用推广，并流传到美国、英国、澳大利亚、新加坡等国家及香港、澳门、台湾地区，取得了较好的社会效益和经济效益。

第三节　壮医药线点灸疗法的研究成果

一、承担一系列研究课题

广大壮医药工作者对壮医药线点灸疗法进行深入的发掘整理，完成了一系列的研究课题。经过 8 年的努力，1992 年，"壮医药线点灸疗法的整理和疗效验证研究"科研成果通过专家技术鉴定，获得国家中医药科学技术进步奖二等奖和广西医药卫生科学技术进步奖一等奖。"壮医药线点灸疗法的研究和教学实践研究"科研成果获得广西优秀教学成果奖二等奖。广西民族医药研究院等单位完成了国家科学技术部支撑计划课题"壮、朝、彝等民族医特色诊疗技术规范化整理研究"（编号：2007BAI48B07），对壮医药线点灸疗法等壮医临床技术进行了规范化研究。

二、适宜技术推广成果多

壮医药线点灸疗法已先后列入 2009 年广西中医药管理局第一批广西基层常见病、多发病中医药适宜技术推广项目，国家中医药管理局 2010 年中医药部门公共卫生专项资金——民族医药文献整理及适宜技术筛选推广项目，2010 年、2011 年列入国家级中医药继续教育项目等并向全国推广，是"中医壮医临床适宜技术"之一。

2010 年，国家中医药部门公共卫生专项资金资助的民族医药文献整理及适宜技术筛选推广项目的技术人员组织编写了壮医药线点灸疗法治疗白癜风技术、壮医药线点灸治疗慢性盆腔炎技术、壮医药线点灸治疗疣病技术、壮医药线点灸治疗带状疱疹后遗神经痛技术等诊疗技术规范文本，出版了《中国壮医病证诊疗规范》《壮医常用诊疗技术操作规范》等相关技术操作规范专著。

1. 壮医药线点灸疗法治疗白癜风技术

壮医认为白癜风是由于气血失衡，阻滞龙路、火路，气机不畅、气血不充、肌肤失养而致病。治疗上以调气解毒，补虚养神，通调龙路、火路为治则，常采用壮医药线点灸综合治疗，以其药效及温热的局部刺激，由火路（经络）传导，通调龙路、火路，调整气血归于平衡，使各部恢复正常功能而愈。通过临床试验，考察壮医药线点灸配合壮药在白癜风治疗中的有效性。方法：将入选的 90 例患者随机分配到壮医药线点灸配合壮药治疗组（A 组）、壮药治疗对照组（B 组），治疗组 45 例采用壮医药线点灸配合壮药治疗，对照组 45 例采用壮药治疗。结果：治疗后，两组疗效总有效率分别为 91.11％和 75.55％，A 组总有效率高于 B 组，差异有显著性（$P<0.01$），说明壮医药线点灸配合壮药治疗白癜风的有效率高于单纯服用壮药组；A 组痊愈时间优于 B 组，两组相比差异有显著性（$P<0.05$），说明壮医药线点灸能缩短白癜风的治愈时间；未发现其

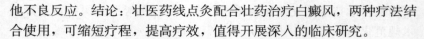

他不良反应。结论：壮医药线点灸配合壮药治疗白癜风，两种疗法结合使用，可缩短疗程，提高疗效，值得开展深入的临床研究。

2. 壮医药线点灸治疗慢性盆腔炎技术

慢性盆腔炎病程长，反复发作，病情较顽固。本病由湿热、湿毒之邪乘虚入侵，与气血互结，蕴积胞脉、胞络，气血瘀滞，或肝经积郁，气滞血瘀，不通为痛，久则内结成癥。久病必瘀，瘀血是慢性盆腔炎的病理核心。壮医药线点灸疗法治疗慢性盆腔炎，是根据经络学说原理，循经取穴，从外治内，发挥壮医药线点灸疗法具有消炎、止痛、活血化瘀的作用。临床实践表明，该疗法可改善血液流变性，促进血液循环，改善盆腔局部的组织营养代谢，促使炎症消退。

观察壮医药线点灸治疗慢性盆腔炎的临床疗效和安全性，方法：采用多中心、大样本的方法对 1682 例患者进行壮医药线点灸治疗，结果：1682 例患者中治愈 748 例，显效 592 例，有效 324 例，无效 18 例，治愈率为 44.47%，总有效率为 98.93%。结论：壮医药线点灸治疗慢性盆腔炎具有显著的治疗效果，并且安全可靠。

3. 壮医药线点灸治疗疣病技术

壮医药线点灸治疗疣病，是根据疣的发病机理，遵循中医辨证取穴原则和壮医经验取穴相结合，通过穴位的局部刺激和经络传导，疏通龙路、火路，调整人体的气血归于平衡，提高人体的免疫力，促进疣体消退。

经过多年的临床实践，选取行间、太冲、养老、外关、丘墟、外踝点、母疣等穴位和部位，用壮医Ⅱ号药线施灸。壮医药线点灸疗法治疗皮肤病的取穴原则是"唯有痒疾抓长子"，找准最先出现的母疣施灸，可促使其他子疣消退，可缩短疗程，提高疗效。用药线点灸相关疣体和穴位，促使疣体快速脱落乃至整体消失，对扁平疣、寻常疣、跖疣（鸡眼）、尖锐湿疣有奇特疗效。

1650 例疣病患者均采用壮医药线点灸治疗，其中男 950 人、女 700 人，丝状疣 346 例、扁平疣 484 例、寻常疣 420 例、跖疣 400 例。结果，痊愈 1470 例，显效 51 例，有效 44 例，无效 85 例；痊愈率为 89.09%，显效率为 3.09%，有效率为 2.67%，无效率为

5.15％，总有效率为94.85％。丝状疣、扁平疣、寻常疣、跖疣的总有效率分别为96.80％、95.60％、92.10％、91.20％，丝状疣的总有效率最高，疗效最好。

4. 壮医药线点灸治疗带状疱疹后遗神经痛技术

带状疱疹属壮医学中的"唪呗啷"。壮医理论认为，疾病产生的原因是由于风毒侵犯人体，导致人体三道两路受阻，使三气不能同步，人体气血平衡关系失调所致。带状疱疹正是由于风毒侵入人体肌肤后，阻滞龙路、火路及其经络，导致人体气血失衡，人体天、地、人三气不能同步运行而致病。

对于带状疱疹的治疗壮医以调气、解毒、补虚为治疗原则，内治疗法以理气解毒活血的方药为主，外治方法比较多，但目前主要采取壮医药线点灸疗法治疗。壮医药线点灸疗法治疗带状疱疹后遗神经痛的主要作用机理是通过药线点灸的温热和药效对穴位的刺激作用，经经络传导，调整气血恢复平衡，使人体各部恢复正常的功能，使三气复归同步，促使疾病转归和人体正气康复。临床实践证明，本法具有通痹、止痛、止痒、祛风、消炎、活血化瘀、消肿散结等作用。

观察壮医药线点灸疗法治疗带状疱疹后遗神经痛的临床疗效，方法：将60例带状疱疹患者随机分为药线组30例、西药组30例，药线组予壮医药线点灸治疗，西药组予口服芬必得、甲氰咪胍片治疗。结果：完成治疗后6个月随访，药线组28例为有效病例，有效率为93.33％，1例病情反复，1例无效病例经过继续治疗转为有效病例。西药组2例病情反复，19例有效，有效率为63.33％，差异具有统计学意义（$P<0.01$）。

三、成功申报国家级非物质文化遗产

广西中医药大学壮医药学院组织申报壮医药线点灸疗法为国家级非物质文化遗产项目，经过层层遴选于2011年5月获得中华人民共和国国务院公布、中华人民共和国文化部颁发的国家级非物质文化遗产"壮医药（壮医药线点灸疗法）"的荣誉，为壮医药线点灸这门壮医药技术能更好地传承奠定了基础。

第二章 壮医药线点灸理论基础

第一节 治疗原理

一、通调三道两路，温通止痛

三道两路是壮医理论体系的基础，三道是指气道、谷道与水道，两路是指龙路、火路。气道在人体上部，涵盖呼吸系统；谷道居中，涵盖消化系统；水道在下，涵盖泌尿生殖系统。龙路涵盖全身大小血管，火路涵盖全身的感觉系统。

三道两路是维持人体正常生理功能并反映疾病动态的生理器官。三道通畅，调节有度，人体就处于健康状态。龙能控水，所以龙路是制约人体内血液运行的通路，故龙路又称为血脉、龙脉。龙路的功能主要是为人体各部分输送营养，统管人体血液的运行。龙路网络遍布全身，中枢在心脏。火为触发之物，其性迅速，感应很快。人能感知天地万物的变化，主要为火路功劳。火路在人体内传导作为传感的网络，中枢在巧坞（大脑）。火路同龙路一样，遍布全身四肢百骸，使人能在极短的时间内感知天地变化的种种信息，通过中枢"巧坞"（大脑）处理，迅速做出反应，采取相应的措施适应外界变化，保证天、地、人三气同步运行。龙路、火路受到阻碍，人体便与外界失去联系，适应能力减弱，易使机体抵抗力下降，各种毒气易于侵入机体而导致疾病发生。

同样道理，三道涵盖了机体呼吸系统、消化系统和泌尿生殖系统，以通为用，以和为贵，从而保证机体能吸进新鲜空气，呼出体内浊气；吃进营养物质，并充分转化为机体所需的营养成分；饮进适量水分，滋养全身，并从水道排出体外，完成机体能量转换的需要。

从上文不难看出，只要三道两路运行正常，就能维持机体的健康；当外界毒气侵入人体或人体内生毒气，影响到三道两路的运行，使其发生异常时，人便会生病，甚至死亡。以壮医的理法方药对患者进行药物内服外用治疗，就能祛除邪毒、补充气血，恢复机体三道两路的平衡状态，机体便可康复如初。壮医药线点灸是壮医外治手法之一，通过点灸特定的穴位，调节三道两路，使之恢复正常状态，从而使患者恢复健康。

壮医药线点灸治病的原理就是调节人体的三道两路，让病态的三道两路恢复健康状态。壮医认为，药线点灸作用于穴位时，通过热力和药力的功效，起到疏通三道两路、温通血脉、行气止痛等作用。实验研究发现，药线点灸疗法可加速局部组织代谢，使炎症致痛物质加速运转、排出体外，并能调节神经兴奋性，使过于兴奋的神经受到压制，或使功能减退的神经得以兴奋，从而起到温通止痛、通调三道两路的作用，对治疗痹病、头痛等病症效果较好。

二、祛风毒，祛寒毒，除湿毒

壮医认为，毒是能对人体造成伤害的致病因素。毒的种类很多，风毒、寒毒、湿毒等甚为常见。风毒内侵龙路、火路，可引起感冒、惊风、头痛、肢体麻木；寒毒侵犯可引起寒痹、腹部冷痛；湿毒内侵可引起腹泻、关节沉重酸痛、感冒低热等。

壮医药线点灸具有温散风毒、寒毒和湿毒的作用，能温暖肌体，解表驱邪。实验研究证明，药线点灸时产生的热能及药性可使患者机体局部毛细血管扩张，组织充血，血流加速，代谢加快，使机体缺血、缺氧、缺营养的状况得到改善，从而起到祛风毒、祛寒毒、除湿毒的作用，对治疗风寒感冒、寒冷呕吐、寒冷腹痛、寒冷泄泻、关节寒痛等病证效果较好。

三、调和气血，消瘀散结

气血为营养全身骨肉脏腑、四肢百骸的重要物质。

血由摄入的营养物质化生，有赖于龙路运行至全身组织与器官。生理状态下，血的色泽、数量和质量都有一定的常度。三道两路平衡状态被打破后，血的色泽、数量、质量会发生变化。壮医在临床诊断中，能通过血的色泽、数量、质量的变化来测知机体内部的生理病理状态。

气包括有形之气和无形之气。无形之气泛指人体生命活力，是机体功能的总称。有形之气是指人体肺部的呼吸之气。由此可见，气对人体是非常重要的，调和气血就顺理就章地成为壮医重要的治疗原则和常用治法。

瘀结是指因寒凝龙路或气血运行无力，局部组织内发生瘀血，形成结块，多伴有局部肿胀、疼痛等临床表现。壮医药线点灸对瘀结的疏通作用效果可靠。实验研究证明，药线点灸疗法可使中性白细胞增多，吞噬能力增强，炎症渗出减少，从而起到行气活血、消瘀散结、消炎止痛的作用。

四、调节阴阳，固体强身

天地万物，皆分阴阳，任何事物都可以分为阴、阳两种不同属性的两类物质或两个方面。

壮医认为，阴阳为人体的根本，阴阳平衡为健康的关键。平衡是大自然法则，太过与不及都是偏态。壮医阴阳为本理论的核心，强调阴阳的平衡性，并且是动态变化中的动态平衡。阴阳不平衡，人就会生病。实验研究证明，壮医药线点灸疗法可以调整人体应激性，提高耐受力，调节神经内分泌系统及各种腺体功能，维护生命体征及机体生理功能，故可以治疗阴阳不和的病证，如阳虚久泻、肾虚遗精、阳痿、虚脱等，效果良好。

五、多种因素综合作用

（1）治疗方法的综合。包括局部刺激、脉络腧穴、药物作用诸因素，相互之间有机联系，缺失其一便会失去或减弱药线点灸的治疗作用。

（2）刺激作用的综合。药线点灸时热刺激对局部气血进行调节，火灸刺激配合药物，增强药物的功效，刺激穴位本身，疏通三道两路，调节经脉功能，发挥行气血和调阴阳的作用。以现代科学解释药线点灸治疗咳嗽的原理为例，可概括为点灸刺激腧穴，激活皮肤中某些神经末梢酶类参与机体免疫调节，使巨噬细胞活力增强，降低机体过敏状态等，从而使咳嗽症状减轻或消失。

（3）治疗效果的综合。药线点灸是外因，只能通过人体内因才起作用。研究发现，相同的药线点灸对患相同疾病的患者，其反应不一样，疗效也不相同，究其原因，就是人体的反应性有差异导致的。科技人员正在致力通过改变人体反应性的方式来增强药线点灸治疗作用的研究。

根据以上多种因素综合考虑，在壮医理论的指导下，临床只有合理选择方法和穴位，才能发挥药线点灸最大的疗效。

第二节　技术特点

壮医药线点灸疗法作为壮医治疗学的重要部分，方法独到，优势显著，有以下几个特点。

一、适应证广

壮医药线点灸疗法的适应证范围比较广泛。龙玉乾医师祖传口诀称："灸治铭言七大纲，寒热肿瘘痛麻痒，一字一畴须当记，祛邪扶正得安康。"凡是内科、外科、妇科、儿科、五官科、皮肤科属于畏寒、发热、肿块、疼痛、瘘痹、麻木不仁、瘙痒等 7 个范畴的 100 多种常见疾病，均可应用本法治疗。

二、操作简便

壮医药线点灸疗法不需要高端设备，只要一双手、一盏灯、一根药线，即可施灸治病。药线轻便，可以随身携带；使用方便，可以随时随地治疗；操作简单，一般医务人员均可以操作。

三、疗效确切

壮医药线点灸疗法调动人体经筋和脉络的作用，发挥所用药线的药效，通过调节全身的龙路、火路，内通脏腑，外连肢节，扶正祛毒，增强体质，祛病延年，疗效确切。

四、安全可靠

壮医药线点灸疗法是一种外治疗法，按常规操作无痛苦、无创伤、无毒副作用，安全可靠，男女老幼皆宜。

五、经济实用

本疗法不需要特殊设备，不用太多人力，药线又经济便宜，治疗费用较低，经济实用，容易推广，深受群众欢迎。

第三节　临床效果

一、消炎退热

对感冒发热以及其他原因引起的发热有较好的退热作用。在消炎方面，如对痔疮发炎肿痛、疮疖红肿疼痛、口腔溃疡、咽喉炎肿痛、扁桃腺肿痛等用药线点灸治疗，可以促使炎症迅速消退。

二、祛风止痒

壮医药线点灸对各种皮肤瘙痒症，如荨麻疹、湿疹、稻田皮炎等，均有较好的止痒效果，病情较轻者可以迅速治愈。

三、通络止痛

对一切痛证，如头痛、牙痛、痛经、胃脘痛、腹痛、腰腿痛、坐骨神经痛、肌肉扭伤疼痛等均有显著的止痛效果。

四、散结消肿

治疗一般肿块性疾病，如乳腺增生病、疮疖、扭伤肿胀、脂肪瘤等有一定的效果。

五、开胃消食

治疗小儿厌食、成人消化不良等病症，效果显著，可迅速提高食欲，开胃消食。

六、健脾止泻

对儿童和成人因伤食引起的泄泻有显著疗效，而且止泻见效迅速。另外，对急性肠胃炎、痢疾等引起的泄泻，同样有较好的治疗效果。

七、温经通痹

对风寒湿毒引起的痹病、肢体麻木有明显的疗效，既可消肿，又能止痛。对类风湿关节炎也有较好的止痛效果。

八、活血止血

药线点灸用于各种血证，既有活血作用，又有止血效果。一般来说，点灸具有活血作用的穴位可以祛除瘀血，点灸具有止血作用的穴位能够控制出血。祛瘀和止血互相关联，若因为瘀血存在而导致出血，宜祛瘀止血。具有活血和止血作用的穴位，在某种情况下有双向调节作用，要认真辨证，精心选穴。

九、宁心安神

可用于治疗一些心神不宁类疾病，对失眠、紧张、焦虑、神经官能症、更年期综合征等有较好疗效。

十、强壮补益

各种虚弱患者可选择有强壮作用的穴位，如长强、上长强、足三里等穴位，定期施灸，可以起到增强体质、防病保健的作用。

第三章 壮医药线点灸选穴原则

一、龙氏经验取穴

根据龙玉乾医师的祖传经验，取穴原则可以概括成四句口诀："寒手热背肿在梅，痿肌痛沿麻络央，唯有痒疾抓长子，各疾施灸不离乡。"其内涵有以下几个方面：

（1）畏寒发冷疾患，以选取手部穴位为主。

（2）发热体温升高疾患，以选取背部穴位为主。

（3）痿瘫诸症，以选取该萎缩瘫痪之肌肉处的穴位为主。

（4）痛症，以选取痛处及邻近穴位为主。

（5）麻木不仁病症，以选取该部位经络的中央点穴位为主。

（6）肿块取局部梅花穴，痒及皮疹类疾患取局部莲花穴或葵花穴。

（7）瘙痒诸症，以取先痒部位的穴位为主。

二、对症选穴

施灸前明确诊断，选准穴位。在这方面壮医龙玉乾有以下经验："若悉邪袭何家始？详询细切便分明，露迹尤可目判定，不明之疾络中寻。""详询"即详细询问病史、发病经过及症状等；"细切"指穴位的触诊，而不是切脉；"目判定"即望诊，对显露在外的疾病可以通过望诊来确定；"不明之疾络中寻"是指对不明确的疾病应通过按压（触诊）体表相应脉络及穴位检查明确体内脏腑病变。壮医药线点灸疗法既重视辨证施治，也重视辨病施治。因此，要力求明确诊断，对症治疗，提高疗效。

三、辨证取穴

脏腑气血辨证取穴的理论依据是壮医对脏腑气血生理功能、病理变化、病性、病因病机等认识的理论体系。脏腑气血病证是脏腑气血功能失调反映的客观征象，不同的脏腑有不同的生理功能，功能失调后可反映出不同的症状、不同的体征及各种异常变化。病因病性各有不同，如邪毒有寒、热、痰、瘀、水、湿之不同，病性有阴、阳、气、血、虚、实之差别，应根据脏腑所属的经筋血脉，以各穴位特性结合临床表现，取定合适的穴位。人体是以五脏为中心的有机整体，对症治疗才能发挥其调节气血、平衡阴阳、祛邪强身的作用。

四、经验取穴

传统的针灸医学技术经过千百年来的医疗实践，发现某些疾病用特定的穴位治疗，效果更好。医学上将这些穴位称为特效穴。

如药线点灸背部八穴，有退热作用，用于治疗感冒发热、内伤发热均有良好的疗效；药线点灸蠡沟穴、三阴交穴治疗痛经效果较好；药线点灸神道穴、灵台穴、至阳穴，对失眠治疗效果较好；药线点灸列缺穴，有较好的戒烟作用；药线点灸阳池穴，对手脚冰凉、关节寒痛、风寒感冒等有疗效；药线点灸百会穴，对头痛有良好的止痛效果；药线点灸支沟穴，治疗习惯性便秘效果较好。

按前人的经验取穴，具有取穴少、操作易、效果好的优点。如胃病依据经验常取足三里为主穴，效果显著。足三里穴调理后天之本的脾胃，以促气血生化，强体健身。药线点灸足三里穴，治疗腹胀肠鸣、消化不良、气短乏力、体弱消瘦，可灸至病止。

第四章　壮医药线点灸选穴方法

穴位的常规选取定位方法可以分为传统取穴法、患部形态定位法、抓"长子"定位法、以痛点为穴定位法和以肿处为穴定位法等。

一、传统取穴法

传统取穴法包括骨度分寸法、手指比量法、体表标志法和简便取穴法等。

骨度分寸法（简称"骨度法"）以骨节为标志测量周身各个部位的大小、长短，依其尺寸按比例折算作为标准，如前发边缘至后发边缘定为12寸，前额两发角之间定为9寸，耳后两乳突骨之间定为9寸，两乳头之间定为8寸，第七颈椎下缘至尾骶定为21寸。骨度分寸法以"寸"为等分概念。

手指比量法是在分部折算尺寸的基础上，医者用手指比量取穴的方法，又称"指寸法"。一般以中指屈曲时中节内侧两端横纹之间作为1寸（适用于四肢及脊背），拇指指关节之横度作为1寸，食指、中指、无名指、小指紧并，以中指第二节纹线处四横并紧后的共同横度作为3寸（适用于下肢、下腹部和背部）。

体表标志法是依据人体体表比较明显的特征部位，易于寻找定位，如鼻尖处的素髎穴、两眉中间的印堂穴、两乳正中的膻中穴、低头时颈处最高的第七颈椎棘突下的大椎穴等。

简便取穴法更为实用。如列缺穴，可以用左、右两手之虎口交叉，一手食指压在另一手腕后高骨的正中上方，当食指尖处有一小凹陷就是本穴；取劳宫穴，应半握拳，以中指的指尖切压在掌心的第一横纹上，就是劳宫穴；取风市穴，两臂自然下垂，于股外侧中指尖到达之处即为风市穴。

二、患部形态定位法

一些外科及皮肤科的疾病，根据患者局部出现的肿块或皮损的形状，分别选取不同形状的穴位。如局部皮肤出现肿块，选取梅花穴。这是壮医特有的穴位定位法。

三、抓"长子"定位法

壮医药线点灸治疗皮疹类疾患，一般取最先出现的疹子或最大的疹子顶端为穴。这也是壮医特有的穴位定位法。

四、以痛点为穴定位法

传统中医针灸理论中，以痛点为穴又叫"阿是穴"。壮医药线点灸治疗疼痛性疾病时，一般不取单穴，而是取四穴。如腰肌疼痛，则选取痛点之上缘两穴、下缘两穴。

五、以肿处为穴定位法

以肿处为穴定位法是壮医药线点灸独用的定位法。以肿处为穴，是以肿块顶端为穴。如外痔为患，取痔顶为穴。若局部肿痛有炎症病变或是重要器官，可改在邻近取穴。

第五章 壮医药线点灸操作方法

第一节 药线制备

材料：首先把苎麻泡水使湿润，然后搓成大、中、小几种规格的苎麻线，大号直径约 1 毫米、中号直径约 0.7 毫米、小号直径约 0.25 毫米，把苎麻线泡在火灰水中 10 天进行脱脂处理后，取出用清水洗净晒干。

苎麻线经特定的壮药水浸泡加工而成药线，每条长短不限，为 20～30 厘米。大号药线适用于灸治皮肤较厚处的穴位及治疗瘰病；中号药线适用于各种病症，适用范围广；小号药线适用于治疗皮肤较薄处的穴位及小儿灸治用。药线放在瓶内密封贮存备用。

说明：

（1）火灰水是茅草烧成灰后用水浸泡过滤而成，呈碱性，可以使苎麻脱脂，也可以用市售的纯碱代替火灰。如果急用药线，可用 5％纯碱水煮苎麻 1 小时即可达到脱脂的目的。

（2）本方的壮药具有芳香开窍、行气止痛、软坚散结、杀虫止痒、温寒暖身、消炎解毒等作用，是针对寒、热、肿、瘰、麻、痛、痒等病证而设计配制的，适应证较广。

第二节 操作方法

壮医药线点灸分四步进行：

（1）理线：把松散的药线搓紧。

（2）持线：用食指和拇指持线的一端，露出线头 1～2 厘米。

（3）点火：将露出的线端点燃，如有明火不能点灸，条火也不能点灸，需线头有火星（即珠火）才能点灸。

（4）施灸：将有火星的线端对准穴位，顺应腕和拇指屈曲的动作，拇指指腹稳重而快捷地将有火星的线头直接点按于穴位上。一按火灭即起为一壮，一般一穴点灸一壮即可。点灸时局部有轻微灼热感，灼热感可沿经络传导。

第三节　注意事项

一、选择施灸适应证

施灸应视病情的需要选择适宜的病证。每一种具体的病证有其最佳的灸法，应根据病情的需要选用相应的灸法。一般虚证、寒证、阴证、阳气虚陷、久病泄泻、痰饮以及痿痹等皆可用点灸疗法。

施灸还应参考年龄、性别、体质、时令、工作及生活的环境等客观因素，灸法因人而异。不同人群、不同的工作环境、不同年龄、不同性别、不同时令以及不同的体质都应当采取不同的灸法及穴位。注意：要了解患者对某些中西药物是否有过敏史或耐药性。

二、选择适当体位

施灸时应当注意体位的选择，以使施灸得以顺利进行，取得更好的疗效。体位主要应考虑便于准确取穴、方便操作、受灸者舒适等三个方面。

（1）仰卧位：常用于点灸面部、颈部、胸部、腹部、上肢掌侧、下肢前侧和手足背等穴。受灸者平躺，全身放松，暴露需要灸的部位。

（2）侧卧位：常用于点灸头面两侧和胸腹两侧的穴位。受灸者向左或向右侧躺，充分暴露需要灸的部位。

（3）俯卧位：常用于点灸后头部、后颈、肩部、背部、腰部、骶部、臀部、下肢后侧和足底部等穴。受灸者俯卧，在胸前放一软

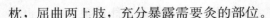

枕，屈曲两上肢，充分暴露需要灸的部位。

（4）仰靠坐位：常用于点灸前头部、面部以及颈前区部位的穴位。受灸者坐于软垫椅上并在后颈部置一软垫，头仰靠，充分暴露需要灸的部位。

（5）侧伏坐位：常用于点灸头部颞侧的穴位。受灸者坐于案前，桌上放一软枕，以便于上臂及头侧舒适，充分暴露需要灸的部位。

（6）俯伏坐位：常用于点灸头颈部、后颈区的穴位，有时用于前臂穴位，要求与侧伏坐位大体一致。受灸者可以俯在软垫上或以双手托立前额，充分暴露需要灸的部位。

三、点灸的火候和方法

药线点燃以后，一般会出现以下四种火候：一是明火，即有火焰；二是条火，即火焰熄灭后留下一条较长的药线炭火；三是珠火，即药线着火端有一颗炭火，呈圆珠状，不带火焰；四是径火，即珠火停留稍久，逐渐变小，只有半边火星，约半个珠火大小。在以上四种火候中，只有珠火适合用于点灸，其余火候均不宜使用，因为使用明火和条火容易烧伤皮肤，使用径火则疗效欠佳。

施灸时必须使用珠火，以线端火星最旺时为最佳点灸时机。点灸方法是顺应腕和拇指的屈曲动作，拇指稳重而快捷地将火星线头扣压向下碰到穴位表面即行熄灭，不能像扎针一样拿着火线端直接刺向穴位，也不能将着火线端平压于穴位上，前者容易烧伤皮肤，后者不能形成珠火，均不能达到理想效果。

四、点灸手法"以轻应轻，以重对重"

施灸手法是决定疗效的重要因素。壮医药线点灸疗法的施灸手法分为两种，即轻手法和重手法。与针刺手法比较，施灸手法显得更为简便。临床手法应用的原则是"以轻应轻，以重对重"。

施灸时，火星接触穴位时间短，刺激量小者为轻手法；火星接触穴位时间较长，刺激量较大者为重手法。因此，快速扣压，令珠火接触穴位即灭即为轻手法；缓慢扣压，珠火较长时间接触穴位才灭即为重手法。

总之，施灸手法的原则也可以概括为"以快应轻，以慢对重"，轻则轻病，重则重病。也就是说，轻病用轻手法施灸，重病用重手法施灸。另外，使用药线的大小也与轻重手法有密切关系。使用大号药线点灸，因药线较粗，珠火较大，可以起到重手法的效果；反之，使用较细的小号药线则可起到轻手法的效果。

五、施灸的禁忌证及慎用证

壮医药线点灸疗法有其相对适应的病证，一般多用于虚证、寒证，而高热证一般较少单用灸法治疗。因为灸法可益阳亦可伤阳，所以对阴虚阳亢的疾病和邪热内炽的病人，慎用施灸。凡阴虚劳损咯血、吐血，肝阳上亢剧烈头痛，中风危重，热毒旺盛神昏等病证，应慎用灸法。颜面部五官、阴部、心前区、大血管等部位不可点灸。

妊娠期妇女的腰骶部和小腹部不宜施灸。昏迷及肢体麻木不仁、感觉迟钝的患者，施灸时注意勿灸过量，以免烧伤。

按照规定的手法和火候施灸，点灸时局部有蚁咬感觉，但一般不会烧伤、不起泡、不留瘢痕。点灸以后局部一般有痒感，患者不要自行用手抓破，如果由于不注意而抓破了，就要保持创面清洁，预防感染。

此外，在同一穴位上连续每天进行点灸，如时间较长，皮肤表面局部会有一些轻微的灼伤，但一般灼伤表浅，停止治疗 7～10 天以后即可消失，不会留有瘢痕。为了避免引起烧伤，初学者必须反复练习施灸操作手法，务必达到熟练程度，否则，不要匆忙在病人身上施灸。点灸时只能使用珠火，不能用明火，以免引起深部烧伤和局部起泡。

六、灸后调理

施灸后，皮肤多有红晕灼热感，一般不需处理，可自行恢复。但有时操作不当，也可影响机体健康。如施灸后局部出现水疱，水疱小者，可不必挑破，任其自然吸收；水疱较大者，可用注射器将疱内液体抽出，再涂消炎药水、消炎膏或者烫伤膏，盖敷保护创面，直至吸收愈合。

施灸后，应从有利于病情康复或保护机体正气出发，根据不同的体质和病性，从饮食、起居、作息、锻炼等方面加以调理，促进身体康复。

第六章　临床常用穴位

第一节　头颈部

1. 百会穴

【位置】头顶正中。

【取法】前发际正中向后 5 寸，后发际上 7 寸，或两耳之间连线正中。

【作用】升阳气，补中气，固脱垂。

【主治】头痛，头重脚轻，脱肛，子宫脱垂，高血压病，低血压病，宿醉，眩晕，失眠，等等。

2. 上星穴

【位置】头顶前缘。

【取法】前发际正中直上 1 寸。

【作用】熄风清热，宁神通鼻。

【主治】头痛，眩晕，目赤肿痛，迎风流泪，面部赤肿，鼻渊，鼻衄，鼻痔，鼻痛，癫狂，痫证，小儿惊风，疟疾，等等。

3. 人中穴

【位置】鼻下人中沟。

【取法】人中沟的上 1/3 与中 1/3 交会处。

【作用】醒神开窍。

【主治】昏迷，晕厥，暑病，癫狂，痫证，急惊风，慢惊风，鼻塞，鼻出血，牙痛，牙关紧闭，黄疸，消渴病，霍乱，瘟疫，闪挫腰痛，等等。

4. 攒竹穴

【位置】面部。

【取法】眉毛内侧边缘凹陷处（当眉头陷中，眶上切迹处）。

【作用】清热止痛，明目。

【主治】头痛，口眼㖞斜，目视不明，目赤肿痛，眉棱骨痛，眼睑下垂，迎风流泪，眼睛充血，眼睛疲劳，假性近视，等等。

5. 颧髎穴

【位置】面部。

【取法】目外眦直下，颧骨下缘凹陷处。

【作用】祛风毒，清热毒，通龙路、火路。

【主治】牙痛，面瘫，面肌痉挛，黄褐斑，口眼㖞斜，视力减退，等等。

6. 翳风穴

【位置】耳周。

【取法】耳垂后方，下颌角与乳突之间凹陷处。

【作用】通龙路、火路，通耳窍。

【主治】耳鸣，耳聋，口眼㖞斜，口噤，牙痛，瘰疬，暴喑，视物不清，面瘫，腮腺炎，等等。

7. 阳白穴

【位置】面部。

【取法】眉上1寸，直对瞳孔处。

【作用】清头明目，祛风泻热。

【主治】目赤肿痛，眼睑下垂，口眼㖞斜，头痛，等等。

8. 风池穴

【位置】后颈部。

【取法】后发际正中直上1寸，旁开1.5寸，在胸锁乳突肌与斜方肌上端之间的凹陷处。

【作用】醒脑明目，清热止痛。

【主治】头痛，眩晕，颈项强痛，目赤肿痛，目泪自出，鼻渊，鼻出血，耳聋，晕厥，中风，口眼㖞斜，疟疾，热病，感冒，落枕，等等。

9. 禾髎穴

【位置】面部。

【取法】鼻孔外缘直下，平人中穴处。

【作用】通利鼻窍，通龙路、火路。

【主治】鼻塞，鼻衄，口㖞，口噤，等等。

10. 迎香穴

【位置】面部。

【取法】在鼻翼外缘中点旁开，鼻唇沟处。

【作用】通利鼻窍。

【主治】鼻炎，鼻塞，鼻窦炎，流鼻水，牙痛，感冒，等等。

11. 巨髎穴

【位置】面部。

【取法】目正视，瞳孔直下，与鼻翼下缘平齐处。

【作用】清热熄风，明目退翳。

【主治】口眼㖞斜，眼睑瞤动，鼻衄，齿痛，唇颊肿胀，等等。

12. 下关穴

【位置】面部。

【取法】颧弓与下颌切迹之间的凹陷中，合口有孔，张口孔即闭。

【作用】清热解毒，通耳窍，通龙路、火路。

【主治】耳聋，耳鸣，牙痛，口噤，口眼㖞斜，面痛，三叉神经痛，面神经麻痹，下颌疼痛，牙关紧闭，张嘴困难，等等。

13. 颊车穴

【位置】面部。

【取法】下颌角前上方 1 横指凹陷中，上下齿咬紧时，在隆起的咬肌高点处。

【作用】祛风清热，开关通络。

【主治】口㖞，口噤不语，齿痛，颊肿，牙髓炎，冠周炎，腮腺炎，下颌关节炎，咬肌痉挛，三叉神经痛，中风后遗症（脑卒中后遗症），甲状腺肿，等等。

14. 大迎穴

【位置】面部。

【取法】在下颌角前下 1.3 寸，在咬肌附着部的前缘。

【作用】祛风通络，开关利窍，消肿止痛。

【主治】面部肿痛，口喝，口噤，牙痛，舌强，三叉神经痛，等等。

15. 额中穴

【位置】面部。

【取法】头额部正中线，眉间直上 1 寸处。

【作用】清热止痛。

【主治】眼睛红肿流泪，面神经痛，额窦炎，眩晕，呕吐，等等。

16. 印堂穴

【位置】面部。

【取法】两眉头之间。

【作用】清头明目，通鼻开窍。

【主治】头痛，失眠，高血压病，鼻塞，流鼻水，鼻炎，眩晕，目赤肿痛，等等。

17. 太阳穴

【位置】面部。

【取法】肩梢与外眼角之间向后约 1 寸处。

【作用】清热，明目，醒脑，止痛。

【主治】头痛，眼睛疲劳，牙痛，等等。

18. 牵正穴

【位置】头面部。

【取法】耳垂前 0.5～1 寸处。

【作用】祛风清热，通龙路、火路。

【主治】面神经麻痹，口疮，下牙痛，腮腺炎，等等。

19. 四神聪穴

【位置】头顶。

【取法】在百会穴前、后、左、右各旁开 1 寸。

【作用】镇静安神，清头明目，醒脑开窍。

【主治】头痛，眩晕，失眠，健忘，癫痫，精神病，脑血管病后遗症，大脑发育不全，等等。

第二节　胸腹部

1. 中府穴

【位置】前胸部。

【取法】平第一肋间隙处，前正中线旁开 6 寸。

【作用】止咳平喘，清泻肺热，健脾补气。

【主治】咳嗽，气喘，胸痛，咳喘，哮喘，肺结核，肺脓疡，嗳气吞酸，不欲饮食，腹胀，喉痹，肩背痛，等等。

2. 气户穴

【位置】胸部。

【取法】锁骨下缘，前正中线旁开 4 寸。

【作用】理气宽胸，止咳平喘。

【主治】哮喘，咳逆，吐血，胸胁胀痛，食噎，等等。

3. 库房穴

【位置】胸部。

【取法】第一肋间隙处，前正中线旁开 4 寸。

【作用】理气宽胸，止咳平喘。

【主治】咳嗽，哮喘，胸痛，心绞痛，等等。

4. 乳根穴

【位置】胸部。

【取法】第五肋间隙处，乳头直下。

【作用】通乳化瘀，宣肺利气。

【主治】胸痛，咳逆，哮喘，乳痈，乳痛，乳少，呕吐，呃逆，食噎，难产，等等。

5. 周荣穴

【位置】胸部。

【取法】第二肋间隙处，前正中线旁开 6 寸。

【作用】宣肺平喘，理气化痰。

【主治】胸痛引背，咳逆上气，咳唾脓血，饮食不下，呃逆，等等。

6. 大包穴

【位置】胸部。

【取法】腋中线上，第六肋间隙中。

【作用】束筋骨，利胸胁。

【主治】胁痛，气喘，全身疼痛，四肢无力，等等。

7. 神封穴

【位置】胸部。

【取法】第四肋间隙处，前正中线旁开 2 寸。

【作用】宽胸理肺，降逆止呕。

【主治】胸胁支满，咳嗽气短，肺痈，乳痈，呕吐，不欲食，卧寐不安，等等。

8. 灵墟穴

【位置】胸部。

【取法】第三肋间隙处，前正中线旁开 2 寸。

【作用】疏肝宽胸，肃降肺气。

【主治】胸胁支满，咳逆喘息，呕吐噎嗝，等等。

9. 天突穴

【位置】胸部。

【取法】胸骨上窝正中。

【作用】宣通肺气，消痰止咳。

【主治】咳嗽，哮喘，胸中气逆，肺痈，咳吐脓血，喉痹，咽干，失音，呕吐，呃逆，喉鸣，梅核气，瘿瘤，等等。

10. 华盖穴

【位置】胸部。

【取法】前正中线，胸骨角的中点。

【作用】宽胸利肺，止咳平喘。

【主治】咳嗽，气喘，胸胁痛，咽肿喉痹，等等。

11. 膻中穴

【位置】胸部。

【取法】前正中线，平第四肋间隙处。

【作用】理气宽胸，清肺化痰。

【主治】胸痹，心烦，心律不齐，心绞痛，咳嗽气喘，气管炎，哮喘，咯唾脓血，产后乳汁少，乳腺炎，等等。

12. 鸠尾穴

【位置】胸部。

【取法】剑突下，脐上7寸。

【作用】安心宁神，宽胸定喘。

【主治】胸满咳逆，胸痛，癫痫，胃痛，呕吐，呕血，厌食，等等。

13. 上脘穴

【位置】腹部。

【取法】脐上5寸。

【作用】和胃降逆，化痰宁神。

【主治】反胃，呕吐，食不化，胃痛，纳呆，腹胀腹痛，咳嗽痰多，食积，黄疸，虚痨吐血，等等。

14. 中脘穴

【位置】腹部。

【取法】脐上4寸。

【作用】和胃健脾，降逆利水。

【主治】胃痛，反胃，呕逆，食不化，腹痛腹胀，肠鸣泄泻，便秘，便血，胁下坚痛，喘咳，失眠，脏躁，癫痫，等等。

15. 建里穴

【位置】腹部。

【取法】脐上3寸。

【作用】和胃健脾，通降府气。

【主治】胃痛，腹痛，腹胀，呕逆，不嗜食，身肿，胃扩张，胃下垂，胃溃疡，腹肌痉挛，等等。

16. 下脘穴

【位置】腹部。

【取法】脐上2寸。

【作用】健脾和胃，消积化滞。

【主治】腹坚硬胀，食谷不化，腹部痞块，呕逆，泄泻，虚肿，日渐消瘦，等等。

17．水分穴

【位置】腹部。

【取法】脐上 1 寸。

【作用】通调水道，理气止痛。

【主治】腹胀，腹痛，恶心呕吐，肠鸣泄泻，水肿，等等。

18．气海穴

【位置】腹部。

【取法】脐下 1.5 寸。

【作用】益气助阳，调经固经。

【主治】腹痛，腹胀，泄泻，胃下垂，脱肛，遗尿，遗精，阳痿，月经不调，痛经，崩漏，阴挺，等等。

19．关元穴

【位置】腹部。

【取法】脐下 3 寸。

【作用】培肾固本，补气回阳，清热利湿。

【主治】小腹疼痛，霍乱吐泻，疝气，遗精，阳痿，早泄，白浊，尿闭，尿频，黄白带下，痛经，中风脱证，虚痨冷惫，小儿久泻，羸弱无力，眩晕，消渴，等等。

20．中极穴

【位置】腹部。

【取法】脐下 4 寸。

【作用】益肾兴阳，通经止带。

【主治】小腹疼痛，疝气，遗尿，尿频，尿闭，水肿，遗精，阳痿，早泄，月经不调，崩漏，阴痒，子宫脱垂，产后宫缩痛，等等。

21．曲骨穴

【位置】腹部。

【取法】耻骨联合上缘的中点处。

【作用】通利小便，调经止痛。

【主治】小腹胀满疼痛，疝气，小便淋沥，遗精，阳痿，早泄，月经不调，痛经，等等。

22．章门穴

【位置】胸腹部。

【取法】第十一肋端。

【作用】疏肝健脾，理气散结，清利湿热。

【主治】口干，噎膈，呕吐，饮食不化，脘腹胀满，癥块积聚，肠鸣泄泻，久痢不止，大便秘结，体虚羸弱，疝气，血尿，白浊，腰痛，中风，胸胁支满，惊风，咳嗽，喘息，四肢懈惰，黄疸，等等。

23．期门穴

【位置】腹部。

【取法】乳头直下第六肋间隙处。

【作用】健脾疏肝，理气活血。

【主治】心下切痛，饮食不下，呕吐呃逆，霍乱泄利，下痢脓血，消渴，血臌，胸胁支满，积聚痞块，坐卧不安，谵语，目眩，面赤，项强，等等。

24．日月穴

【位置】胸腹部。

【取法】期门穴直下 1 肋。

【作用】利胆疏肝，降逆和胃。

【主治】呕吐呃逆，反胃吞酸，口苦多唾，黄疸，胸闷，胸胁疼痛，四肢不收，等等。

25．京门穴

【位置】胸腹部。

【取法】第十二肋端。

【作用】和胃温肾，化气利水。

【主治】腰脊酸痛，项背恶寒，肩胛酸痛，胁肋胀痛，腹胀不适，小便不利，尿黄，小腹胀痛，泄泻下痢，等等。

26．带脉穴

【位置】胸腹部。

【取法】章门穴直下平脐处。

【作用】调经止带，通经活络，清热利湿。

【主治】小腹坚痛，月经不调，赤白带下，经闭，痛经，不孕症，疝气，腰痛，胁痛连背，等等。

27. 腹结穴

【位置】腹部。

【取法】脐下 1.3 寸，旁开 4 寸。

【作用】健脾温中，宣通降逆。

【主治】脐周疼痛，腹寒泻下，便秘，疝气，阳痿，等等。

28. 大横穴

【位置】腹部。

【取法】脐中旁开 4 寸。

【作用】健脾温中，宣通降逆。

【主治】痛经，白带稀多，腹冷下泻，等等。

29. 梁门穴

【位置】腹部。

【取法】脐上 4 寸，旁开 2 寸。

【作用】和胃理气，健脾调中。

【主治】呕吐，呃逆，胃痛，纳呆，完谷不化，腹中积滞，痰饮心痛，疝痛，脱肛，等等。

30. 天枢穴

【位置】腹部。

【取法】脐旁 2 寸。

【作用】疏肝利胆，理气化滞，和营调经。

【主治】腹胀肠鸣，绕脐切痛，赤白痢疾，便秘，呕吐，纳呆，水肿，痛经，月经不调，崩漏带下，癥瘕积聚，产后腹痛，热甚狂言，等等。

31. 水道穴

【位置】腹部。

【取法】脐下 3 寸，旁开 2 寸。

【作用】清热利湿，通利膀胱。

【主治】小腹胀满，二便不通，疝气偏坠，腰背强急，痛经，月经不调，等等。

32. 归来穴

【位置】腹部。

【取法】脐下4寸，旁开2寸。

【作用】活血化瘀，调经止痛。

【主治】月经不调，经闭，痛经，阴挺，白带过多，宫寒不孕，阳痿，等等。

第三节　背腰部

1. 臑俞穴

【位置】背腰部。

【取法】腋后皱襞直上，肩胛冈下缘凹陷处。

【作用】舒筋活络，化痰消肿。

【主治】肩周炎，上肢瘫痪，上臂无力，颈项强痛，瘰疬，等等。

2. 肩井穴

【位置】背腰部。

【取法】大椎与肩峰连线的中点。

【作用】祛风清热，活络消肿。

【主治】肩背疼痛，手臂不举，颈项强直，腰骶疼痛，中风痰涌，咳嗽气逆，眩晕，瘰疬，难产，乳痈，产后乳汁不下，等等。

3. 天宗穴

【位置】背腰部。

【取法】肩胛骨冈下窝的中央处。

【作用】行气宽胸，舒筋活络。

【主治】胸胁支满，咳嗽，气喘，肋胁疼痛，咳逆，乳痈肿痛，肩胛疼痛，落枕，肩周炎，等等。

4. 肩外俞穴

【位置】背腰部。

【取法】第一胸椎棘突下，旁开3寸。

【作用】舒筋活络，祛风止痛。

【主治】肩背酸痛，肩胛疼痛，颈项强急，落枕，肘臂冷痛，等等。

5. 肩中俞穴

【位置】背腰部。

【取法】大椎穴旁开2寸。

【作用】清热宣肺，疏通经络。

【主治】咳嗽，气喘，唾血，肩背痛，目视不明，瘰疬，等等。

6. 大椎穴

【位置】背腰部。

【取法】第七颈椎棘突下。

【作用】清热解表，截虐止痫。

【主治】感冒，恶寒发热，头项强痛，疟疾，咳嗽，喘逆，胸背疼痛，骨蒸潮热，盗汗，五劳七伤，失眠健忘，癫狂，中暑，呕吐，霍乱，黄疸，小儿惊风，等等。

7. 身柱穴

【位置】背腰部。

【取法】第三胸椎棘突下。

【作用】宣肺清热，宁神镇咳。

【主治】咳嗽气喘，哮喘，肺结核，百日咳，感冒，身热头痛，癫狂，痫症，小儿抽搐，惊厥，神经衰弱，癔症，等等。

8. 至阳穴

【位置】背腰部。

【取法】第七胸椎棘突下。

【作用】理气宽胸，疏肝和胃。

【主治】胸胁胀痛，脊强，腰背疼痛，黄疸，咳嗽气喘，四肢重痛，疟疾，等等。

9. 命门穴

【位置】背腰部。

【取法】第二腰椎棘突下。

【作用】培元补肾，强健腰脊。

【主治】腰痛无力，遗精，阳痿，早泄，赤白带下，滑胎，水肿，遗尿，白浊，头晕耳鸣，小儿惊痫，等等。

10. 腰阳关穴

【位置】背腰部。

【取法】第四腰椎棘突下。

【作用】祛寒除湿，舒筋活络。

【主治】月经不调，赤白带下，遗精，阳痿，腰骶疼痛，下肢痿痹，便血不止，等等。

11. 腰俞穴

【位置】背腰部。

【取法】骶骨裂孔处。

【作用】调经清热，散寒除湿。

【主治】腰脊强痛，下肢痿痹，月经不调，赤白带下，遗尿，癃闭，泄泻，便血，痔疮，癫痫，脱肛，等等。

12. 长强穴

【位置】背腰部。

【取法】尾骨尖下 0.5 寸。

【作用】解痉止痛，壮阳通淋。

【主治】女阴瘙痒，阴囊湿疹，遗精，阳痿，小便不通，痔疮，脱肛，癫痫，小儿囟门凹陷，等等。

13. 大抒穴

【位置】背腰部。

【取法】第一胸椎棘突下，旁开 1.5 寸。

【作用】清热散风，强筋壮骨，宣肺定喘。

【主治】胸腹胀满，颈项强急，落枕，偏头痛，半身不遂，腰腿疼痛，脚气，坐骨神经痛，下肢瘫痪，等等。

14. 风门穴

【位置】背腰部。

【取法】第二胸椎棘突下，旁开1.5寸。

【作用】清热宣肺。

【主治】感冒，咳嗽，发热，头痛，项强，胸背痛，等等。

15. 肺俞穴

【位置】背腰部。

【取法】第三胸椎棘突下，旁开1.5寸。

【作用】宣肺止咳，清热凉血。

【主治】咳嗽，气喘，咯血，鼻塞，骨蒸潮热，盗汗，皮肤瘙痒，隐疹，等等。

16. 厥阴俞穴

【位置】背腰部。

【取法】第四胸椎棘突下，旁开1.5寸。

【作用】清热安神。

【主治】心痛，心悸，咳嗽，胸闷，呕吐，等等。

17. 膏肓俞穴

【位置】背腰部。

【取法】厥阴俞旁开1.5寸。

【作用】补虚益损，调理肺气。

【主治】肺痨，咳嗽，哮喘，阳痿，遗精，胃痛，胸痛，乳痛，贫血，等等。

18. 心俞穴

【位置】背腰部。

【取法】第五胸椎棘突下，旁开1.5寸。

【作用】清心安神。

【主治】惊悸，健忘，心烦，癫痫，癫狂，失眠，咳嗽，吐血，等等。

19. 督俞穴

【位置】背腰部。

【取法】第六胸椎棘突下，旁开1.5寸。

【作用】理气止痛，强心通脉。

【主治】真心痛，胸闷，呃逆，腹痛腹胀，肠鸣，恶寒发热，背部疔疮，等等。

20. 膈俞穴

【位置】背腰部。

【取法】第七胸椎棘突下，旁开1.5寸。

【作用】活血化瘀，宽胸利膈。

【主治】心痛，心悸，胸痛，胸闷，血证，呕吐，呃逆，腹痛积聚，饮食不下，噎膈，黄疸，朝食暮吐，疟疾，癫狂，等等。

21. 肝俞穴

【位置】背腰部。

【取法】第九胸椎棘突下，旁开1.5寸。

【作用】清利肝胆，宁神明目，补血消瘀。

【主治】脘腹胀痛，胸胁支满，黄疸结胸，吞酸吐食，饮食不化，目赤痒痛，胬肉攀睛，目生白翳，雀目，青盲，癫狂，痫症，脊强反折，鼻衄，唾血，吐血，头痛眩晕，等等。

22. 胆俞穴

【位置】背腰部。

【取法】第十胸椎棘突下，旁开1.5寸。

【作用】疏肝利胆，清热化湿。

【主治】胸胁疼痛，脘腹胀满，饮食不下，呕吐胆汁，口苦舌干，咽痛，目黄，反胃，噎膈，黄疸，头痛振寒，骨蒸潮热，惊悸不寐，虚劳失精，等等。

23. 脾俞穴

【位置】背腰部。

【取法】第十一胸椎棘突下，旁开1.5寸。

【作用】健脾和胃，利湿升清。

【主治】呕吐，噎膈，胃痛，胸胁胀痛，黄疸水肿，不欲饮食，食不生肌，痞癖积聚，泄泻痢疾，疟疾寒热，虚劳，尿血，遗精，白浊，吐血，便血，喘息，腰背痛，等等。

24. 胃俞穴

【位置】背腰部。

【取法】第十二胸椎棘突下，旁开 1.5 寸。

【作用】和胃健脾，理中降逆。

【主治】脾胃虚弱，脘腹胀痛，霍乱吐泻，反胃吐食，噎膈，饮食不下，食多身瘦，肠鸣腹痛，黄疸水肿，小儿疳积，胸胁支满，腰脊挛痛，疟疾痞块，咳嗽，虚劳，经闭，痛疽，等等。

25. 三焦俞穴

【位置】背腰部。

【取法】第一腰椎棘突下，旁开 1.5 寸。

【作用】调理三焦，利水强腰。

【主治】腹胀肠鸣，呕吐不止，食少身瘦，小便不利，尿血，水肿，鼓胀，黄疸，遗尿，癃闭，头痛目眩，腰脊强痛，妇人瘕聚，消渴，遗精，等等。

26. 肾俞穴

【位置】背腰部。

【取法】第二腰椎棘突下，旁开 1.5 寸。

【作用】益肾助阳，强腰利水。

【主治】腰脊酸痛，小便淋沥，尿频尿闭，遗尿尿血，阴中疼痛，遗精白浊，阳痿早泄，月经不调，痛经，血崩，赤白带下，不孕，头痛眩晕，视物不明，水肿，等等。

27. 气海俞穴

【位置】背腰部。

【取法】第三腰椎棘突下，旁开 1.5 寸。

【作用】调理气血，强健腰膝。

【主治】腰骶疼痛，月经不调，痛经，痔疮下血，下肢瘫痪，遗精，阳痿，等等。

28. 大肠俞穴

【位置】背腰部。

【取法】第四腰椎棘突下，旁开 1.5 寸。

【作用】理气降逆，调和肠胃。

【主治】反胃噎膈，饮食不化，肠鸣腹胀，绕脐切痛，肠澼泻痢，便秘脱肛，脏毒便血，遗尿癃淋，痛经，腰腿痛，脊强不得俯仰，等等。

29．小肠俞穴

【位置】背腰部。

【取法】第一骶椎棘突下，旁开1.5寸。

【作用】通调小肠，清利湿热。

【主治】小腹胀痛，赤白痢疾，赤白带下，腹痛肠鸣，泄泻痢疾，便秘，便血，遗精，遗尿，淋沥，尿血，疝气，妇人带下，消渴病，腰痛，等等。

30．膀胱俞穴

【位置】背腰部。

【取法】第二骶椎棘突下，旁开1.5寸。

【作用】疏调膀胱，通利水道。

【主治】小便赤涩，尿失禁，遗尿，癃闭，疝气偏坠，阴部湿痒，泄泻，痢疾，腹痛，腰腿疼痛，阳痿，等等。

31．白环俞穴

【位置】背腰部。

【取法】第四骶椎棘突下，旁开1.5寸。

【作用】益肾固精，调理经带。

【主治】腰尻疼痛，脚膝不遂，月经不调，赤白带下，血崩，不孕，遗尿，遗精，疝气，尿闭，小便黄赤，等等。

32．上髎穴

【位置】背腰部。

【取法】第一骶后孔处。

【作用】调理下焦，通经活络。

【主治】腰骶疼痛，腰膝冷痛，大小便不利，下肢痿痹，历节痛风，月经不调，赤白带下，阴中痒痛，不孕症，遗精，阳痿，淋证，尿闭，等等。

33．次髎穴

【位置】背腰部。

【取法】第二骶后孔处。

【作用】补益下焦，强腰利湿。

【主治】月经不调，赤白带下，痛经，不孕症，遗精，阳痿，疝气，癃淋，衄血，呕吐，肠鸣泄泻，背寒，腰脊痛，下肢不仁，等等。

34．中髎穴

【位置】背腰部。

【取法】第三骶后孔处。

【作用】补益下焦，强腰利湿。

【主治】小便淋沥，癃闭，呕吐，腹胀，泄泻，痢疾，大便难，月经不调，赤白带下，痛经，阴痒，不孕症，遗精，阳痿，五劳七损，腰膝冷痛，痴呆，等等。

35．下髎穴

【位置】背腰部。

【取法】第四骶后孔处。

【作用】补益下焦，强腰利湿。

【主治】腹痛，肠鸣，泻痢，尿血，尿闭，淋证，月经不调，痛经，阴中痒痛，带下，腰骶痛，等等。

36．会阳穴

【位置】背腰部。

【取法】尾骨尖旁开 0.5 寸。

【作用】清热利湿，益肾固带。

【主治】泄泻，痢疾，便血，痔疮，淋病，阳痿，经期腰痛，赤白带下，阴部湿，等等。

37．秩边穴

【位置】背腰部。

【取法】第四骶椎棘突下，旁开 3 寸。

【作用】舒筋活络，强壮腰膝，调理下焦。

【主治】腰骶疼痛，下肢痿痹，阴肿疼痛，二便不利，痔肿，癃闭，遗精白浊，等等。

38. 定喘穴

【位置】背腰部。

【取法】大椎穴旁开 0.5 寸。

【作用】止咳平喘，通宣理肺。

【主治】咳嗽，哮喘，百日咳，肩周炎，落枕，等等。

39. 华佗夹脊穴

【位置】背腰部。

【取法】第一胸椎至第五腰椎各椎棘突下，旁开 0.5 寸。

【作用】疏通经络，消肿止痛。

【主治】主治范围较广，包括上胸部穴位治疗心肺部和上肢病症，下胸部的穴位治疗胃肠部病症，腰部的穴位治疗腰腹及下肢病症。

40. 腰眼穴

【位置】背腰部。

【取法】第四腰椎棘突下，旁开 3～4 寸凹陷处。

【作用】强腰健肾。

【主治】腰痛，腹痛，尿频，遗尿，消渴病，等等。

第四节　上肢部

1. 天府穴

【位置】上肢。

【取法】腋前皱襞上端向外的水平线向下 3 寸，肱二头肌外缘处。

【作用】调理肺气，安神定志。

【主治】咳嗽，气喘，哮喘，鼻衄，目眩，远视，口鼻出血，多睡，善忘，瘿气，上臂外侧疼痛，等等。

2. 尺泽穴

【位置】上肢。

【取法】肘横纹中，肱二头肌肌腱桡侧。

【作用】清热和胃，通络止痛。

【主治】咳嗽，气喘，咯血，心痛，心烦，呕吐，腹泻，肘臂挛痛，小儿惊风，丹毒，等等。

3. 孔最穴

【位置】上肢。

【取法】尺泽穴下 5 寸，桡骨掌面正中处。

【作用】清热止血，润肺理气。

【主治】咳嗽，气喘，咯血，肺炎，头痛，热病汗不出，失喑，等等。

4. 列缺穴

【位置】上肢。

【取法】桡骨茎突上方，腕横纹上 1.5 寸。

【作用】止咳平喘，通经活络，利水通淋。

【主治】感冒，哮喘，热病心烦，咽喉肿痛，落枕，头项强痛，咳嗽，气喘，疟疾，手腕无力，尿血，颈椎病，中风后遗症，遗精，牙痛，等等。

5. 少商穴

【位置】上肢。

【取法】拇指桡侧指甲角旁约 0.1 寸。

【作用】解表清热，通利咽喉，苏厥开窍。

【主治】感冒，咳嗽，气喘，咯血，鼻衄，咽喉肿痛，声哑，中风昏迷，癫狂，小儿惊风，热病，等等。

6. 商阳穴

【位置】上肢。

【取法】食指桡侧指甲角旁约 0.1 寸。

【作用】清热解表，苏厥开窍。

【主治】青盲，耳鸣，耳聋，口干，齿痛，咽喉肿痛，疟疾，高热不退，中风昏迷，肩臂肿痛，等等。

7. 合谷穴

【位置】上肢。

【取法】手背第一至第二掌骨之间，约平第二掌骨中点处。

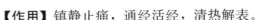

【作用】镇静止痛，通经活经，清热解表。

【主治】伤寒，头痛，无汗或多汗，目赤肿痛，鼻渊，鼻衄，鼻塞，耳鸣，耳聋，齿痛，咽喉肿痛，咳嗽，气喘，腹痛，痢疾，泄泻，经闭，滞产，等等。

8．手五里穴

【位置】上肢。

【取法】在曲池与肩髃的连线上，曲池穴上3寸。

【作用】理气散结，通经活络。

【主治】咳嗽，吐血，心下胀满，中风偏瘫，肘臂挛急，疼痛及寒热疟疾，身黄嗜卧，瘰疬，等等。

9．曲池穴

【位置】上肢。

【取法】肘横纹外侧端，屈肘时当尺泽与肱骨外上髁连线中点处。

【作用】清热和营，降逆活络。

【主治】伤寒，发热，头痛，眩晕，耳聋，目赤，咽喉肿痛，齿痛，胸中烦闷，咳嗽，气喘，腹痛吐泻，痢疾，便秘，肠痈，消渴病，水肿，手臂肿痛，月经不调，丹毒，麻疹，瘰疬，癫狂，等等。

10．臂臑穴

【位置】上肢。

【取法】在曲池与肩髃的连线上，曲池穴上7寸，三角肌下端。

【作用】清热明目，通经活络。

【主治】颈项拘急，瘿气，肩臂疼痛，瘰疬，上肢瘫痪，目疾，等等。

11．肩髃穴

【位置】上肢。

【取法】三角肌上部，上臂外展平举时肩前呈现凹陷处。

【作用】通经活络，疏散风热。

【主治】手臂挛急，臂神经痛，瘿气，瘰疬，风热隐疹，等等。

12. 少海穴

【位置】上肢。

【取法】屈肘，在肘横纹尺侧端凹陷处。

【作用】理气通络，益心安神。

【主治】头痛，目眩，健忘，心痛，癫狂，胁痛，项强，臂麻，肘挛，手颤，瘰疬，等等。

13. 通里穴

【位置】上肢。

【取法】神门穴上3寸。

【作用】清心安神，通利喉舌。

【主治】热病，头痛目眩，心悸怔忡，失眠健忘，癔症，咽喉肿痛，暴喑，舌强不语，臂肘疼痛，等等。

14. 神门穴

【位置】上肢。

【取法】腕横纹尺侧端，尺侧腕屈肌腱的桡侧凹陷处。

【作用】益心安神，通经活络。

【主治】心痛，心烦，心绞痛，惊悸怔忡，失眠，健忘，痴呆，癫痫，癔症，癫狂，头痛，眩晕，目黄，咽干失音，胁痛，手臂寒，腕关节痛，等等。

15. 少泽穴

【位置】上肢。

【取法】小指尺侧指甲角旁约0.1寸。

【作用】清热利咽，通乳开窍。

【主治】寒热疟疾，头痛，项强，目翳，角膜炎，喉痹，舌卷，乳痈，产后乳少，臂麻，手颤，昏迷，等等。

16. 支正穴

【位置】上肢。

【取法】腕背横纹上5寸，尺背后缘处。

【作用】安神定志，清热解表，通经活络。

【主治】寒热，头痛，目眩，项强，癫狂，肩臂肘挛痛，手不能握，等等。

17. 肩贞穴

【位置】上肢。

【取法】腋后皱襞上 1 寸。

【作用】清头聪耳，通经活络。

【主治】伤寒，寒热，耳聋，耳鸣，瘰疬，肩胛疼痛，腋汗，等等。

18. 臑上穴

【位置】上肢。

【取法】肩部，三角肌正中点。

【作用】通经活络。

【主治】上肢瘫痪，肩臂痛，肩周炎，等等。

19. 肩前穴

【位置】上肢。

【取法】肩前部，腋前皱襞直上 1.5 寸。

【作用】通经活络。

【主治】肩臂痛，上肢关节痛，瘫痪，等等。

20. 曲泽穴

【位置】上肢。

【取法】肘横纹中，肱二头肌尺侧缘处。

【作用】清暑泄热，和胃降逆，清热解毒。

【主治】心痛，心悸，胸满，逆气，胃痛，呕吐，呕血，温病，风疹，霍乱，头摇，肘臂痉挛疼痛，等等。

21. 内关穴

【位置】上肢。

【取法】腕横纹上 2 寸，掌长肌腱与桡侧腕屈肌腱之间。

【作用】宁心安神，和胃降逆，理气镇痛。

【主治】心痛，心悸，风湿关节痛，神昏，产后血晕，癫痫，狂妄，失眠，健忘，胸胁支满，胃痛，腹泻，呃逆，妊娠恶阻，肘臂挛痛，等等。

22. 二白穴

【位置】上肢。

【取法】腕横纹上4寸，桡侧腕屈肌腱两侧，1手2穴。

【作用】调和气血，提肛消痔。

【主治】脱肛，痔疮，等等。

23. 臂中穴

【位置】上肢。

【取法】腕横纹与肘横纹的中点，桡骨与尺骨之间。

【作用】清心宁神，通经止痛。

【主治】癔症，狂痛哭泣，前臂疼痛，上肢麻痹痉挛，胸胁疼痛，心悸，产后乳少，等等。

24. 外关穴

【位置】上肢。

【取法】腕背横纹上2寸，桡骨与尺骨之间。

【作用】清热解表，通经活络。

【主治】热病，头痛，耳聋，耳鸣，目赤肿痛，胸胁痛，肩背痛，肘臂手指疼痛，手颤，等等。

25. 支沟穴

【位置】上肢。

【取法】腕背横纹上8寸，桡骨与尺骨之间。

【作用】清利三焦，通腑降逆。

【主治】风热面赤，耳聋，耳鸣，目赤肿痛，口噤，咽肿，暴瘖，咳嗽，心痛，胸胁痛，肩周疼痛，上肢瘫痪，呕吐，便秘，产后血晕，等等。

26. 天井穴

【位置】上肢。

【取法】屈肘，尺骨鹰嘴上1寸凹陷处。

【作用】行气散结，安神通络。

【主治】偏头痛，目赤，耳聋，喉痹，咽痛，颊肿，胸痹心痛，胁痛，颈项及肩臂疼痛，癫狂，头痛，瘰疬，皮肤瘙痒，等等。

27. 肩髎穴

【位置】上肢。

【取法】肩峰外下方，肩髃穴后1寸许凹陷处。

【作用】祛风湿，通经络。

【主治】肩胛肌痉挛或麻痹，肩重不举，肩周炎，中风偏瘫，臂痛，风疹，等等。

28. 八邪穴

【位置】上肢。

【取法】手背各指缝中的赤白肉际，左右共 8 穴。

【作用】祛风通络，清热解毒。

【主治】手指麻木，手指拘挛，手背红肿，发热，头痛，咽痛，等等。

第五节　臀部与下肢

1. 环跳穴

【位置】臀部下肢。

【取法】股骨大转子与骶管裂孔连线外 1/3 与内 2/3 交界处。

【作用】祛风化湿，强健腰膝。

【主治】腰胯疼痛，下肢不遂，膝胫酸痛，冷风湿痹，风疹，水肿，等等。

2. 居髎穴

【位置】臀部下肢。

【取法】髂前上棘与股骨大转子连线的中点。

【作用】舒筋活络，益肾强健。

【主治】腰痛引腹，肩痛引胸，臂重不举，瘫痪痿弱，疝气，等等。

3. 风市穴

【位置】臀部下肢。

【取法】大腿外侧中间，横纹水平线上 7 寸。简易定位法：直立垂手，掌心贴于大腿时，中指尖所指凹陷处，髂胫束后缘。

【作用】祛风化湿，通经活络。

【主治】腰尻重痛，下肢痿痹或麻木，膝痛，腨肠冷痛，浑身瘙痒，厉风，疝气，遗尿，等等。

4. 中渎穴

【位置】臀部下肢。

【取法】风市穴下2寸。

【作用】疏通经络，祛风散寒。

【主治】腰胯疼痛，下肢痿痹，腰膝酸痛，筋痹不仁，等等。

5. 膝阳关穴

【位置】臀部下肢。

【取法】阳陵泉穴上3寸，股骨外上髁边缘凹陷处。

【作用】疏利关节，祛风化湿。

【主治】膝胫疼痛，屈伸不利，风寒湿痹，肌肤不仁，鹤膝风，脚气，等等。

6. 阳陵泉穴

【位置】臀部下肢。

【取法】腓骨小头前下方凹陷处。

【作用】舒肝利胆，强健腰膝。

【主治】胸胁支满，胁肋疼痛，寒热往来，头痛腰痛，半身不遂，膝股疼痛，下肢麻木，虚劳失精，小便不禁，遗尿，颜面浮肿，小儿惊风，等等。

7. 悬钟穴

【位置】臀部下肢。

【取法】外踝上3寸，排骨后缘处。

【作用】清肝熄风，舒肝益肾。

【主治】偏头痛，颈项强，鼻衄，瘰疬，腋肿，胁肋疼痛，四肢关节酸痛，半身不遂，筋骨挛痛，等等。

8. 委阳穴

【位置】臀部下肢。

【取法】横纹外端，股二头肌肌腱内缘处。

【作用】舒筋活络，通利水湿。

【主治】小便淋沥，遗尿，癃闭，便秘，胸腹胀痛，腰背酸痛，腿足挛缩，癫狂，等等。

9．委中穴

【位置】臀部下肢。

【取法】腘窝横纹中央。

【作用】舒筋活络，泄热清暑，凉血解毒。

【主治】腰痛，风寒湿痹，半身不遂，丹毒，头痛眩晕，目视不明，衄血，肩痛，手足厥逆，小便难，遗尿，霍乱吐泻，癫痫，疟疾，隐疹，等等。

10．合阳穴

【位置】臀部下肢。

【取法】委中穴下 2 寸。

【作用】舒筋通络，调经止带，强健腰膝。

【主治】腰脊强痛，腿筋挛急，足跗痛，疝气，崩漏，带下，阴痛，癫痫，腹痛，等等。

11．承筋穴

【位置】臀部下肢。

【取法】合阳穴与承山穴连线的中点。

【作用】舒筋活络，强健腰膝，清泄肠热。

【主治】腰背疼痛，脚酸腿软，足跟痛，大便难，痔疮，脱肛，头痛，鼻衄，癫痫，隐疹，等等。

12．承山穴

【位置】臀部下肢。

【取法】腓肠肌两肌腹之间凹陷的顶端。

【作用】理气止痛，舒筋活络，化积消痔。

【主治】腰膝肿痛，脚跟痛，下肢无力，下肢不遂，腹痛腹胀，大便难，泄泻，脱肛，痔疮，便血，小儿惊痫，等等。

13．飞扬穴

【位置】臀部下肢。

【取法】昆仑穴直上 7 寸。

【作用】清热安神，舒筋活络。

【主治】头痛，目眩，鼻衄，颈项强急，腰腿痛，膝胫无力，足痿，历节痛风，癫狂，等等。

14. 昆仑穴

【位置】臀部下肢。

【取法】外踝与跟腱之间凹陷处。

【作用】安神清热，舒筋活络。

【主治】头痛目眩，目赤肿痛，鼻塞鼻衄，齿痛颊肿，项背强痛，腰痛浮肿，喘逆，腹满，大便难，疟疾，癫狂，痫症，女子难产，等等。

15. 梁丘穴

【位置】臀部下肢。

【取法】髌骨外上缘上2寸。

【作用】祛风化湿，理气和胃，通经活络。

【主治】胃脘疼痛，肠鸣泄泻，膝脚腰疼痛，冷痹不仁，鹤膝风，乳痈，等等。

16. 犊鼻穴

【位置】臀部下肢。

【取法】髌骨下缘，髌韧带外侧凹陷处。

【作用】通经活络，消肿止痛。

【主治】膝部疼痛，下肢痿痹，下肢瘫痪，足跟痛，等等。

17. 足三里穴

【位置】臀部下肢。

【取法】犊鼻穴下3寸，胫骨前嵴外1横指处。

【作用】健脾和胃，扶正培元，通经活络，升降气机。

【主治】本穴为全身强壮要穴，为消化系统常用要穴。主治腹胀，恶心呕吐，胃脘疼痛，噎膈吐血，便秘，头晕，心烦，惊悸怔忡，癫狂，惊痫，不寐，中风，妊娠恶阻，赤白带下，痛经，产后腰痛，隐疹，下肢酸痛，等等。

18. 丰隆穴

【位置】臀部下肢。

【取法】外踝上 8 寸，条口穴外 1 寸。

【作用】健脾化痰，和胃降逆，开窍。

【主治】腹痛，四肢肿胀，咳吐痰涎，大小便难，头痛眩晕，癫狂，水肿，喉痹，经闭，血崩，等等。

19．解溪穴

【位置】臀部下肢。

【取法】足背踝关节横纹中央，长伸肌腱与趾长伸肌腱之间。

【作用】舒筋活络，清胃化痰，镇惊安神。

【主治】头痛，目赤，眩晕，腹胀，霍乱，饥不欲食，便秘，癫狂，惊悸，脚软无力，等等。

20．内庭穴

【位置】臀部下肢。

【取法】足背第二趾至第三趾间的缝纹端。

【作用】清胃泻火，理气止痛。

【主治】目痛，齿痛，鼻衄，喉痹，耳鸣，腹痛，腹胀，泄泻，痢疾，肠痈，便血，胫骨痛，足趾肿痛，等等。

21．隐白穴

【位置】臀部下肢。

【取法】足大趾内侧趾甲角旁约 0.1 寸。

【作用】调经统血，健脾回阳。

【主治】衄血，吐血，下血，崩漏，呃逆，纳呆，腹胀，腹痛，暴泄，癫狂，梦魇，不寐，急惊风，慢惊风，等等。

22．公孙穴

【位置】臀部下肢。

【取法】第一跖骨底的前缘，赤白肉际。

【作用】健脾胃，调冲任。

【主治】呃逆，呕吐，噎膈，臌胀，腹痛，胃脘痛，肠鸣，泄泻，痢疾，黄疸，水肿，眩晕，妇人血晕，癫痫，疟疾，疝气，脱肛，等等。

23．商丘穴

【位置】臀部下肢。

【取法】内踝前下方凹陷中。

【作用】健脾化湿，通调肠胃，清心宁神。

【主治】呕吐，吞酸，胃痛，腹胀，黄疸，食欲不化，肠鸣泄泻，痢疾，嗜卧，目昏，口噤，舌强，小儿惊风，癫狂，痫证，疟疾，等等。

24. 三阴交穴

【位置】臀部下肢。

【取法】内踝上 3 寸，胫骨内侧后缘处。

【作用】健脾理血，益肾平肝。

【主治】呃逆，呕吐，纳呆，食饮不化，胸腹胀满，腹痛肠鸣，痢疾，泄泻，黄疸，水肿，月经不调，经闭，带下，癥瘕，血崩，死胎，恶露不止，小便不利，遗精白浊，癫痫，痴呆，不眠，隐疹，手足逆冷，等等。

25. 地机穴

【位置】臀部下肢。

【取法】阴陵泉穴下 8 寸。

【作用】健脾渗湿，调经止带。

【主治】食欲不振，腹胀腹痛，小便不利，水肿，大便溏泄，月经不调，痛经，白带过多，遗精，疝气，痔疮，等等。

26. 阴陵泉穴

【位置】臀部下肢。

【取法】胫骨内侧髁下缘凹陷处。

【作用】清利温热，健脾理气，益肾调经，通经活络。

【主治】腹痛，腹胀，食欲不振，水肿，黄疸，霍乱吐泻，小便不利，遗尿，月经不调，痛经，遗精，阳痿，疝瘕，膝痛，等等。

27. 血海穴

【位置】臀部下肢。

【取法】髌骨内上方 2 寸。

【作用】调经统血，健脾化湿。

【主治】月经不调，崩漏带下，痛经，经闭，产后血晕，阴部瘙痒，疥疮，疮疡，丹毒，淋病，等等。

28. 涌泉穴

【位置】臀部下肢。

【取法】足底中间，足趾跖屈时呈凹陷，约当足底第二趾、第三趾趾缝纹头端与足跟连线的前 1/3 与后 2/3 交点上。

【作用】泄热宁神，苏厥开窍。

【主治】尸厥，癫狂，善恐，善忘，小儿惊风，头痛目眩，舌干，咽喉肿痛，鼻衄，喑不能言，咳嗽短气，肺痨，泄泻，二便不利，疝气，阳痿，经闭，难产，不孕，水肿，足心热，等等。

29. 太溪穴

【位置】臀部下肢。

【取法】内踝与跟腱之间凹陷处。

【作用】滋阴益肾，壮阳强腰。

【主治】遗精，阳痿，遗尿，月经不调，经闭，疝瘕积聚，不眠，癫狂，咳喘，头痛，牙痛，咽喉肿痛，鼻衄不止，耳鸣耳聋，热病烦心，多汗，心痛，消渴病，黄疸，痿病，腰痛，足跟肿痛，等等。

30. 照海穴

【位置】臀部下肢。

【取法】内踝下缘凹陷处。

【作用】滋阴清热，调经止痛。

【主治】面目浮肿，目赤肿痛，视物模糊，咽喉肿痛，嗌干喉闭，心痛气喘，月经不调，痛经，赤白带下，阴挺阴痒，妇人血晕，恶露不止，难产，疝气，淋病，遗精白浊，癃闭，遗尿，四肢懈惰，等等。

31. 阴谷穴

【位置】臀部下肢。

【取法】屈膝，腘窝内侧纹头，在半腱肌与半膜肌之间。

【作用】益肾调经，理气止痛。

【主治】小腹疼痛，小便不利，疝气偏坠，遗精阳痿，阴囊湿疹，崩漏，带下，经闭，舌下肿，心口痛，膝痛不可屈伸，等等。

32. 大敦穴

【位置】臀部下肢。

【取法】拇趾外侧趾甲角旁约0.1寸。

【作用】回阳救逆，调经通淋，疏肝理气。

【主治】月经不调，血崩不止，阴挺，阴缩，阴中痛，遗精，遗尿，癃闭，小便失禁，尿血，癫狂，中风不省人事，小儿惊风，大便不通，鼻衄，破伤风，等等。

33. 太冲穴

【位置】臀部下肢。

【取法】足背第一跖骨至第二跖骨底之间凹陷处。

【作用】平肝泄热，舒肝养血，清利下焦。

【主治】月经不调，痛经，经闭，带下，崩漏，难产，乳痈，阴痛，精液不足，疝气，遗尿，癃闭，淋病，呕吐，胸胁支满，腹痛，浮肿，便秘，飧泄，头痛，眩晕，目痛，厥心痛，脚软无力，腰背疼痛，瘰疬，等等。

34. 支沟穴

【位置】臀部下肢。

【取法】内踝上5寸，胫骨内侧面的中央。

【作用】清利三焦，通腑降逆。

【主治】风热感冒，耳聋耳鸣，目赤肿痛，口噤，咽肿，咳嗽，心痛，胸胁痛，上肢瘫痪，呕吐，便秘，产后血晕，等等。

35. 环中穴

【位置】臀部下肢。

【取法】环跳穴与腰俞穴连线的中点。

【作用】舒筋活血。

【主治】腰痛，腿痛，等等。

36. 胆囊穴

【位置】臀部下肢。

【取法】阳陵泉穴下1～2寸，即小腿外侧当腓骨小头前下方凹陷处直下1～2寸明显压痛处。

【作用】利胆通腑，清利湿热。

【主治】胆囊炎，胆石症，胆道感染，胆道蛔虫症，胆绞痛，胸胁痛，下肢麻痹或瘫痪，耳聋，等等。

37. 阑尾穴

【位置】臀部下肢。

【取法】足三里穴下约2寸。

【作用】清热通肠，通经活络。

【主治】阑尾炎，肠炎腹泻，下肢麻痹或瘫痪，足下垂，等等。

38. 百虫窝穴

【位置】臀部下肢。

【取法】血海穴上1寸。

【作用】祛风活血，驱虫止痒。

【主治】蛔虫病，荨麻疹，风疹，皮肤瘙痒症，湿疹，等等。

39. 八风穴

【位置】臀部下肢。

【取法】足背各趾缝端凹陷处，左右共8穴。

【作用】祛风通络，清热解毒。

【主治】牙痛，胃痛，足跗肿痛，月经不调，等等。

第七章 壮医特色穴位

第一节 头面部

1. 发旋穴

【位置】在头顶处。

【取法】头顶头发旋涡最凹陷处是穴（图1）。

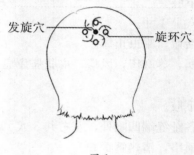

发旋穴 ———— 旋环穴

图 1

【作用】通龙路、火路。醒脑开窍，安神，止痛。

【主治】失眠，中风，头痛，眩晕，中暑，小儿惊风，小儿夜啼。

2. 旋环穴

【位置】在头顶处。

【取法】以发旋穴为中心旁开1寸做一圆环，一般前、后、左、右各取1穴，称之为旋环四穴（图1）。

【作用】通龙路、火路。醒脑开窍，安神，止痛。

【主治】失眠，中风，头痛，眩晕，中暑，小儿惊风，小儿夜啼。用于配合发旋穴以加强疗效。

3. 安眠三穴

【位置】在两眉毛内侧端。

【取法】沿眉毛内侧边缘上、中、下各取1穴，共3穴（图2）。

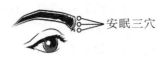

图2

【作用】通龙路、火路。安神，助睡眠。

【主治】失眠症。

4. 眉弓穴

【位置】在眉毛上端。

【取法】分别于眉头、眉腰、眉尾上端边缘各取1穴，共3穴（图3）。

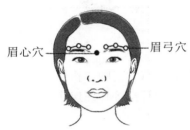

图3

【作用】通龙路、火路。清热毒，解湿毒，醒脑，明目，止痛。

【主治】头痛，眩晕，结膜炎，等等。

5. 眉心穴（印堂穴）

【位置】在额部。

【取法】两眉头连线中点，相当于印堂穴（图3）。

【作用】通龙路、火路。清热毒，解湿毒，醒脑，明目，止痛。

【主治】结膜炎，昏厥，感冒，中暑，中风，鼻腔和头面部各种疾病。

6. 耳尖穴

【位置】在耳朵上端。

【取法】折耳向前，位于两耳耳尖处（图4）。

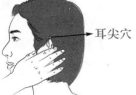

图4

【作用】通龙路、火路。清热毒，解湿毒，消肿止痛，消炎明目。

【主治】结膜炎，目赤肿痛，中耳炎，偏头痛，等等。

7. 耳环穴

【位置】在耳周。

【取法】环绕耳根旁开 0.5 寸做一圆环穴，环线上均是穴位（图 5）。

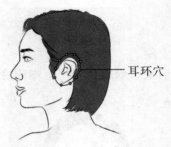

图 5

【作用】通龙路，火路。消肿，止痛。

【主治】腮腺炎、中耳炎等耳部疾病。

8. 鼻通穴

【位置】在鼻梁处。

【取法】正面，鼻梁高骨两侧取之（图 6）。

【作用】通气道。清热毒，通利鼻窍。

【主治】各类鼻炎、感冒鼻塞等鼻腔疾病。

9. 下迎香穴

【位置】在鼻翼下方处。

【取法】位于迎香穴之下（图 6）。

【作用】通气道。清热毒，通利鼻窍。

【主治】各类鼻炎、感冒鼻塞等鼻腔疾病。与鼻通穴一起选用。

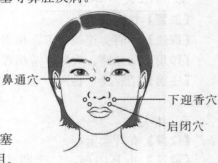

图 6

10. 启闭穴

【位置】在上唇处。

【取法】位于鼻孔外缘直下与唇边的连线、鼻孔外缘与口角的连线及唇边线组成的三角形中心处（图6）。

【作用】通谷道、水道、气道、龙路、火路。通利口窍。

【主治】昏厥、中暑、中风、癫痫等引起牙关紧闭者。用于急救。

第二节　项部、背部、脊部

1. 龙脊穴

【位置】在脊柱上。

【取法】从颈椎至尾椎每个椎骨棘突下凹陷处为1穴，颈龙脊7穴，胸龙脊12穴，腰龙脊5穴，骶龙脊5穴（图7）。

【作用】通谷道、水道、气道、龙路、火路。

【主治】诸病通治。

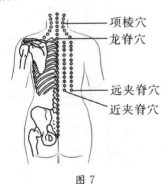

图7

2. 项棱穴

【位置】在背部颈椎两旁。

【取法】颈龙脊穴旁开1.5寸，与脊柱平行的两条棱线上，每侧7穴，共14穴（图7）。

【作用】通谷道、水道、气道、龙路、火路。

【主治】诸病通治。

3. 夹脊穴

【位置】在背部胸椎两旁。

【取法】胸龙脊穴旁开 1.5 寸×3 寸各两行，近脊者（后正中线旁开 1.5 寸）为近夹脊穴，每侧 12 穴，共 24 穴；平肩胛骨内缘竖线（后正中线旁开 3 寸）上的穴位为远夹脊穴，每侧 12 穴，共 24 穴（图 7）。

【作用】通谷道、水道、气道、龙路、火路。

【主治】诸病通治。

4. 背八穴

【位置】在背部。

【取法】从风门穴至大肠俞穴的连线平分为 5 等份，每 2 等份之交界处取 1 穴，每边 4 穴，共 8 穴（图 8）。

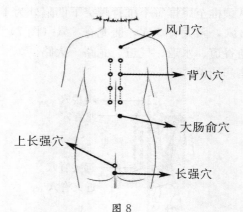

图 8

【作用】通气道、龙路、火路。清热毒。

【主治】各种原因引起的发热，尤其是对感冒发热最为有效。

5. 扁担穴

【位置】在肩部。

【取法】项棱穴与府端连线两端均为穴（图 9）。

【作用】通龙路、火路。散结，消肿，止痛。

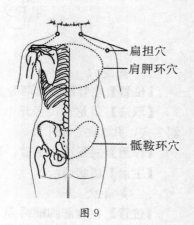

图 9

【主治】肩周炎，颈椎病，等等。

6．肩胛环穴

【位置】在肩胛处。

【取法】沿两肩胛骨外缘包括两肩胛骨在内作椭圆环，环线上均是穴位（图9）。

【作用】通龙路、火路。散结，消肿，止痛。

【主治】肩周炎，颈椎病，上肢麻痹，等等。

7．骶鞍环穴

【位置】在骶部。

【取法】在骶骨部沿骶骨外缘作鞍状环，环线上均是穴位（图9）。

【作用】通龙路、火路。散结，消肿，止痛。

【主治】腰椎间盘突出，腰椎骨质增生，坐骨神经痛，下肢麻痹，腰腿痛，等等。

8．上长强穴

【位置】在骶部。

【取法】长强穴上方凹陷处（图8）。

【作用】通谷道、龙路。收涩止泻，消炎退热，止血，补虚。

【主治】泄泻，痔疮出血，发热。

第三节　颈部、胸部、腹部

1．喉侧穴

【位置】在喉结处。

【取法】于喉结高骨两侧取穴，左右各1穴（图10）。

【作用】通谷道、水道、气道、龙路、火路。消肿散结，止咳平喘，通路止痛。

【主治】感冒咽痛，咽喉炎，哮喘，百日咳，甲状腺疾病。

2．脐行穴

【位置】在胸腹部。

【取法】于腹正中线上，天突穴至曲骨穴，共20穴。胸段从胸骨柄上缘至肚脐，即从天突穴至神阙穴，等距离取10穴，称上脐行穴，也称胸脐行穴；腹段从肚脐至耻骨联合上缘，即从神阙穴至曲骨穴，等距离取10穴，称下脐行穴，也称腹脐行穴（图10）。

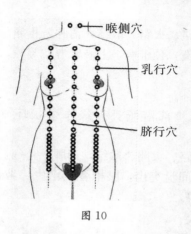

— 喉侧穴

— 乳行穴

— 脐行穴

图 10

【作用】通谷道、水道、气道、龙路、火路。通路止痛，调理气血，健运脾胃。

【主治】腹脐行穴主治腹痛，泄泻，疝气，痛经，不孕症，不育症，性功能减退；胸脐行穴主治呕吐等。

3. 乳行穴

【位置】在胸腹部。

【取法】脐行线旁开4寸，过乳头，左右各一线。上平天突穴，下平曲骨穴，共20穴。胸段从胸骨柄上缘水平至肚脐水平，等距离取10穴，称上乳行穴，也称胸乳行穴；腹段从肚脐水平至耻骨联合上缘水平，等距离取10穴，称下乳行穴，也称腹乳行穴（图10）。

【作用】通谷道、水道、气道、龙路、火路。散结，降逆止呕，行气止痛。

【主治】上乳行穴主治呕吐，乳房疼痛；下乳行穴主治腹痛，月经不调。

4. 肋行穴

【位置】在胸腹外侧。

【取法】上起腋窝顶端，下平脐，与腹正中线平行，此纵行线上的穴位称肋行穴。一般将此线平分 9 等份，每 2 等份之间取 1 穴，两端各取 1 穴，共 10 穴（图 11）。

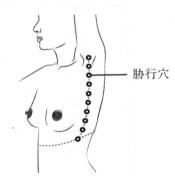

肋行穴

图 11

【作用】通谷道、气道、龙路、火路。

【主治】带状疱疹及其后遗症，胁肋疼痛。

5. 脐环穴

（1）脐内环穴

【位置】在脐壁上。

【取法】在脐窝外缘作一圆环，环线上均是穴位。一般取脐窝上、下、左、右各 1 穴，共 4 穴，习称脐内环穴（图 12）。

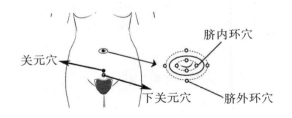

脐内环穴

关元穴

下关元穴

脐外环穴

图 12

【作用】通谷道、水道、气道、龙路、火路。

【主治】腹痛，泄泻，痛经，失眠，子宫肌瘤，卵巢囊肿，乳腺增生，不孕不育症，性功能减退，等等。

（2）脐外环穴

【位置】脐外周部。

【取法】脐窝旁开 1.5 寸取上、下、左、右各 1 穴，共 4 穴，习称脐周 4 穴（图 12）。

【作用】通谷道、水道、气道、龙路、火路。温通散寒，止痛。

【主治】痛经，胃脘痛，下腹痛，泄泻，不孕症，性功能减退，等等。

6. 下关元穴

【位置】在下腹部。

【取法】脐下 3.5 寸，即关元穴下 0.5 寸处（图 12）。

【作用】通谷道、水道、气道、龙路、火路。温肾益精，补气回阳，调理冲任，强壮补益。

【主治】咳嗽，气喘，眩晕，阳痿，早泄，遗精，遗尿，泄泻，崩漏，月经不调，不孕不育症，阴挺，虚劳，痛经，等等。

7. 止吐穴

【位置】在胸部。

【取法】鸠尾穴和膻中穴连线的中点（图 13）。

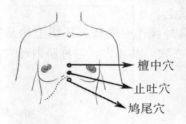

图 13

【作用】通谷道、气道。降逆止吐。

【主治】呕吐等。

8. 膀胱三穴

【位置】下腹部。

【取法】在因尿潴留而隆起的膀胱上缘取穴，左、中、右各

1穴,共3穴（图14）。

【作用】通水道。利尿。

【主治】尿潴留。

9. 谷线穴

【位置】在上腹部。

【取法】在剑突末端与脐中点
连线的中点处，作一条与腹部正中
线垂直的连线，两端距前正中线4
寸，此横线上均是穴位，称谷线穴
（图14）。

【作用】通谷道。和胃止痛，
健脾止泄。

【主治】胃脘痛，泄泻，呕吐。

10. 水线穴

【位置】在下腹部。

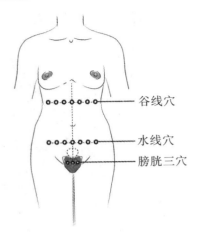

谷线穴

水线穴

膀胱三穴

图 14

【取法】在脐中点与耻骨联合上缘连线的中点处，作一条与腹
部正中线垂直的连线，与谷线穴平行，两端距前正中线4寸，此横
线上均是穴位，称水线穴（图14）。

【作用】通水道。利尿。

【主治】尿潴留，小儿遗尿，尿失禁，淋证，水肿，等等。

第四节　上肢部

1. 手十甲穴

【位置】在手指头背部。

【取法】手指指甲根下缘处，每手5穴，共10穴（图15）。

【作用】通谷道、水道、气道、龙路、火路。清热解毒，消暑，
止痛。

【主治】头痛，中暑，伤暑，等等。拇指甲穴并治虚痨、哮喘、
牙痛、红眼病、喉痛、慢惊风等；食指甲穴并治咽痛、牙痛、红眼

病、慢惊风等；中指甲穴并治小儿夜啼、遗尿等。

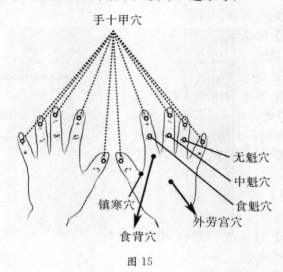

图 15

2. 食背穴

【位置】在手掌背部。

【取法】于食指背侧本节关节中点处取穴（图15）。

【作用】通谷道。健脾胃。

【主治】胃脘痛、下腹痛、泄泻等胃肠道疾病。

3. 食魁穴

【位置】在食指背部。

【取法】于食指背侧次节关节中点上近心端 0.5 寸处取穴（图 15）。

【作用】通火路。止痛。

【主治】前额头痛，眩晕。

4. 中魁穴

【位置】在中指背部。

【取法】于中指背部次节关节中点上近心端 0.5 寸处取穴（图15）。

【作用】通火路。止痛。

【主治】巅顶头痛，眩晕。

5. 无魁穴

【位置】在无名指背部。

【取法】于无名指背部次节关节中点上近心端 0.5 寸处取穴（图 15）。

【作用】通火路。止痛。

【主治】后头痛，眩晕。

6. 外劳宫穴

【位置】在手背部。

【取法】于手背部与劳宫穴相对处取穴（图 15）。

【作用】通龙路、火路。舒筋活路。

【主治】落枕。

7. 镇寒穴

【位置】在手背部。

【取法】于合谷穴后方凹陷处取穴（图 15）。

【作用】通龙路、火路。温阳祛寒。

【主治】畏寒怕冷。

8. 燕口穴

【位置】在两手拇指端。

【取法】两手拇指指腹相对时指尖处为穴（图 16）。

【作用】通龙路、火路。宁心安神，镇惊。

【主治】癫痫，精神分裂症。

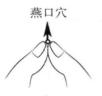

燕口穴

图 16

9. 手六关穴

（1）肩关穴

【位置】在肩部。

【取法】围绕肩关节一圈为环，环线上均是穴位（图 17）。

【作用】通龙路、火路。祛风除湿，通路止痛。

【主治】肩周炎，痿病，等等。

（2）肘关穴

【位置】在肘部。

【取法】绕肘关节一圈为环，环线上均是穴位（图 17）。

【作用】通龙路、火路。祛风除湿，通路止痛。

【主治】肘关节疼痛。

（3）腕关穴

【位置】在腕部。

【取法】绕腕关节一周为环，环线上均是穴位（图17）。

【作用】通龙路、火路。祛风除湿，通路止痛。

【主治】腕关节疼痛。

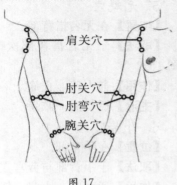

图 17

10. 肘弯穴

【位置】在肘部。

【取法】上肢内侧肘弯（肘窝）正中点处（图17）。

【作用】通龙路、火路。祛风定惊。

【主治】急惊风，癫痫发作，等等。

第五节 下肢部

1. 趾背穴

【位置】在足背部。

【取法】于足背第一跖趾关节中点处取穴（图18）。

【作用】通谷道。健脾和胃。

【主治】胃肠道疾病。

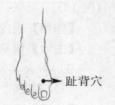

图 18

2. 足六关穴

（1）髋关穴

【位置】在髋部。

【取法】髋关节外侧作扇形半环，环线上均是穴位，一般取3穴（图19）。

【作用】通龙路、火路。祛风除湿，通

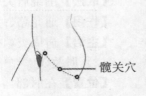

图 19

路止痛。

【主治】瘫痪，腰腿痛，髋关节疼痛，坐骨神经痛，等等。

（2）膝关穴

【位置】在膝部。

【取法】围绕膝关节一周为环，环线上均是穴位，分前、后两侧，一般每侧各取3穴，共6穴（图20）。

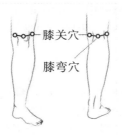

图 20

【作用】通龙路、火路。祛风除湿，通路止痛。

【主治】风湿、类风湿等引起的膝关节肿痛等。

（3）踝关穴

【位置】在踝部。

【取法】围绕踝关节一周为环，环线上均是穴位，分内、外两侧，一般取外侧3穴和内侧3穴，共6穴（图21）。

【作用】通龙路、火路。祛风除湿，通路止痛。

【主治】痛风等引起的踝关节痛。内踝关穴并治小儿瘫痪。

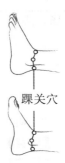

图 21

3. 膝弯穴

【位置】在膝部。

【取法】位于下肢后侧膝弯（即腘横纹）正中点处，相当于委中穴（图22）。

【作用】通龙路、火路。清热解毒，消暑。

【主治】中暑，疔疮，等等。

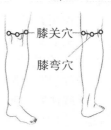

图 22

4. 足十甲穴

【位置】在趾头背部。

【取法】位于趾甲根下缘处，每足 5 穴，共 10 穴（图 23）。

【作用】通水道、气道、龙路、火路。祛风毒，清热毒，止痛。

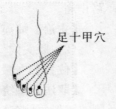

足十甲穴

图 23

【主治】中暑等。拇趾甲穴并治疝气、慢惊风等，小趾甲穴并治闭尿、牙痛、中暑等。

5. 里内庭穴

【位置】在足底部。

【取法】于足底部第二趾与第三趾之间，和内庭穴相对处取穴（图 24）。

【作用】通谷道、龙路、火路。活血祛瘀，宁心安神，通便。

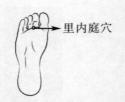

里内庭穴

图 24

【主治】习惯性便秘，闭经，癫痫，急性胃痛，等等。

第六节　其他特定穴位

1. 梅花穴

【位置】在肿块或皮肤损害处。

【取法】按照皮肤损害或肿块的形状和大小，沿其周边及中点选取一组穴位，呈梅花形（图 25）。

【作用】通龙路、火路。祛风止痒，消肿止痛，软坚散结。

【主治】荨麻疹，皮疹，肿块性疾病。

2. 莲花穴

【位置】在肿块或皮肤损害处。

【取法】按照皮肤损害或肿块的形状和大小，沿其周边及上面选取一组穴位，呈莲花形（图 25）。

【作用】通龙路、火路。祛风止痒，消肿止痛，软坚散结。

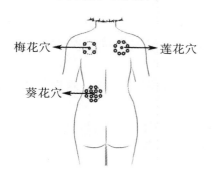

图 25

【主治】肿块性疾病，银屑病，顽癣，脂肪瘤。

3. 葵花穴

【位置】在肿块或皮肤损害处。

【取法】按照皮肤损害或肿块的形状和大小，沿其周边及上面选取一组穴位，呈葵花形（图 25）。

【作用】通龙路、火路。祛风止痒，消肿止痛，软坚散结。

【主治】肿块性疾病，银屑病，顽癣，脂肪瘤。

4. 长子穴

【位置】在皮肤损害处。

【取法】以最早出现的疹子为穴。无法分辨最早出现的疹子时，则以最大的几个疹子为穴。

【作用】通龙路、火路。祛风止痒，消肿止痛，软坚散结。

【主治】荨麻疹，皮疹，肿块性疾病。

5. 结顶穴

【位置】在肿大的淋巴结上。

【取法】取肿大之淋巴结顶部为穴（图 26），如肿块面积较大，可取梅花穴、莲花穴或葵花穴。

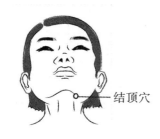

——结顶穴

【作用】通龙路、火路。消炎解毒，软坚散结。

【主治】各种炎症。

图 26

71

6. 独阴穴

【位置】 在足底部。

【取法】 足底第二趾远端趾间关节横纹的中点处（图 27）。

【作用】 通谷道、龙路、火路。调理气血，活路止痛。

【主治】 乳腺增生，腹痛，便秘，呕吐，子宫肌瘤，疝气，闭经，等等。

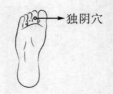

图 27

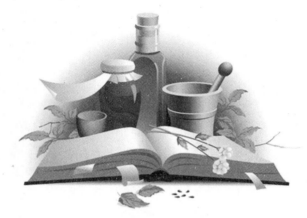

下编 临床各科

第一章 常见内科疾病

第一节 发热

【病症概述】

发热（壮医称为"发得"）是许多病症的主要表现之一。这里所讲的发热，是专指由机体内部因素引起的发热病症，而非外感发热。临床表现为自觉发热，体温升高，持续发热，或时冷时热。

壮医认为，发热可由于饮食不节，过食辛辣的食物，热毒、湿毒内生而发热；也可由于身体虚弱，劳倦太过，久病失养，脏腑功能失调，天、地、人三气不能同步，三道两路不畅，热毒积于体内引起发热。

西医的各种感染性疾病、血液病、恶性肿瘤、变态反应等疾病引起的发热，可参照此方法治疗。

【诊断要点】

（1）气虚发热：劳倦而作，头晕乏力，气短懒言，食少便溏，面色少华，舌质淡红而无苔，脉缓无力。

（2）阴虚发热：手足心热，骨蒸劳热，心烦失眠，脸红，盗汗，口干咽燥，大便干结，尿少色黄，舌红苔黄，脉细数。

【选穴】

主穴：背八穴、曲池穴、大椎穴、足三里穴。

加减：气虚发热，加中脘穴、关元穴、血海穴、手三里穴；阴虚发热，加三阴交穴、肾俞穴、太溪穴、行间穴、太冲穴。

【疗程】 每日1～2次，5次为1个疗程。

【注意事项】

（1）壮医药线点灸治疗内伤发热效果较好，多能立竿见影。

（2）患者宜以卧床休息为主，减少体能消耗。

（3）注意补充营养和水分。发热病人机体代谢加快，糖、脂肪、蛋白质分解代谢加快，热量消耗增大，水分流失多。因此，要及时给发热病人补充营养，如吃稀饭、面条等清淡食物。鼓励病人多喝水，有助于退烧，可利于体内代谢产物和毒素的排泄。大量出汗的病人，还应补充些含盐饮料，以防脱水。

第二节　感冒

【病症概述】

感冒是外来邪毒侵袭人体所致的常见疾病。现代医学认为，感冒是由病毒或细菌引起的上呼吸道感染性疾病，以鼻塞流涕、咳嗽头痛、恶寒发热、全身不适为主要症状。

【诊断要点】

风寒感冒：恶寒发热，无汗，鼻塞流涕，头痛身疼，等等。

风热感冒：身热，微恶寒，头痛且胀，咽喉肿痛，口干欲饮，汗出，等等。

【选穴】

主穴：风池穴、大椎穴、肺俞穴、风门穴、足三里穴。

加减：鼻塞流涕，加鼻通穴、迎香穴或下迎香穴；发热头痛，加曲池穴、合谷穴、太阳穴、眉心穴（印堂穴）、背八穴；咳嗽，加天突穴、中府穴、膻中穴；咽喉疼痛，加结顶穴、少商穴、合谷穴、手三里穴。

【疗程】每日 1～2 次，5 次为 1 个疗程。

【注意事项】

（1）本法对风寒感冒效果较好。

（2）饮食宜富含维生素，多饮水，有利于毒素排出。

（3）保持室内通风，安静清洁。

（4）平时加强锻炼，增强体质，预防感冒。

第三节 咳嗽

【病症概述】

咳嗽是机体消除外界侵入呼吸道的异物及呼吸道内分泌物，消除呼吸道刺激因子，抵御感染的一种保护性措施。咳嗽对机体也有害处，使人体感觉不舒适，并能促进呼吸道内感染扩散，甚至诱发自发性气胸等。

咳嗽多由感染、结核、肿瘤、哮喘、异物、脑炎、脑膜炎和精神因素等原因引起。

【诊断要点】

（1）频繁咳嗽，咯痰或干咳。

（2）咽痒或咽痛，胸闷不适。

（3）久咳不愈，可伴气短、无力、口唇青紫、食指和中指大如杵状、口唇发绀等。

（4）壮医目诊：白睛（巩膜）右眼 11 点、左眼 1 点肺气管反应区血脉模糊不清或边界湿润混浊，或脉络多而散乱如蜘蛛网状，分布不规则。

（5）急性期查血白细胞总数和中性粒细胞数量增高。两肺听诊可闻及呼吸音增粗，或伴散在干湿性啰音。肺部 X 线摄片检查显示正常或肺纹理增粗。

【选穴】

主穴：夹脊穴、肺俞穴、大椎穴、中府穴、膻中穴。

加减：干咳无痰，加风门穴、列缺穴、三阴交穴；咯痰较多，舌苔厚腻，加丰隆穴、足三里穴、膈俞穴；兼有气喘，加定喘穴、尺泽穴、大椎穴、喉侧穴。

【疗程】 每日 1～2 次，5 次为 1 个疗程。

【注意事项】

（1）忌食辛辣、刺激性食物，如辣椒、大蒜之类，尽量避免食用。

（2）适当活动，坚持锻炼身体，增强体质和提高免疫力。

（3）饮食以清淡为主，油腻食物和肉类、海鲜尽量少吃。

（4）咳嗽久治无效，宜进行详细的检查，以排除肺部的恶性疾病。

（5）注意食疗，常吃润肺止咳的食物，如梨、苹果、杏仁、荸荠等，可以生吃，也可以煮熟吃。

第四节　哮喘

【病症概述】

哮喘，又称哮病，是由于外感风毒、寒毒、热毒、痧毒等，邪蕴于肺而导致；或饮食不当，脾胃功能失调，湿毒内生，上犯于肺，壅阻气道，气逆上冲，发生哮喘。临床表现为喘促阵作，喉中痰鸣，气粗息涌，呼气延长，甚则张口抬肩，不能平卧，等等。

该病一年四季均可发生，以寒冷季节和气候剧变时发生较多，反复发作，男女老幼皆可发病。

西医学的支气管哮喘、喘息性支气管炎、嗜酸性粒细胞增多病或其他急性肺部过敏性疾病引起的哮喘，可参照此方法诊治。

【诊断要点】

（1）喘促阵作，喉中痰鸣，呼气延长。

（2）严重者被迫坐起，咯大量泡沫痰，口唇发绀，大汗淋漓，情绪烦躁。

（3）壮医目诊：白睛（巩膜）右眼11点、左眼1点肺气管反应区血脉弯曲、怒张、鲜红，脉络多而弯度大，散乱，分布不规则。

（4）双肺听诊可闻及哮鸣音。

（5）血常规检查嗜酸性粒细胞数量增加，痰液涂片可见嗜酸性粒细胞。

【选穴】

主穴：急性发作期，选用定喘穴、风门穴、肺俞穴、大椎穴、天突穴、丰隆穴、喉侧穴、下关元穴、手十甲穴等。缓解期，选用膏肓穴、定喘穴、肺俞穴、脾俞穴、肾俞穴、气海穴、足三里穴。

加减：胸闷不适，呼吸不畅，常选中府穴、膻中穴、气户穴；痰多而黏，难以咯出，常选丰隆穴、脾俞穴、足三里穴、阴陵泉穴；久病体弱，哮声低微，腰酸腿软，常选足三里穴、百会穴、关元穴、肾俞穴、长强穴、上长强穴等。

【疗程】每日 1～2 次，5～10 次为 1 个疗程。

【注意事项】

（1）在明确过敏源的基础上，避免接触过敏源。

（2）保持室内清洁和空气清新，勤晒被褥，开窗通风。

（3）不在室内饲养猫、犬等宠物。

（4）注意锻炼身体，可常用冷水洗浴、干毛巾擦身等进行皮肤锻炼，以使迷走神经的紧张状态得到缓和。

（5）加强营养，避免精神刺激、感冒和过度疲劳。

（6）哮喘急性发作持续时间太长或合并感染者应配合其他药物综合治疗。

第五节　呃逆

【病症概述】

呃逆是指以气逆上冲，喉间发出“呃呃”的声音，令人难以自制为主要临床表现的病症。发生原因为脑肌痉挛。本病多由进食生冷酸辣食物，或进食过于急促，或情志郁怒等因素刺激，导致气道不利，胃气上逆，而发出“呃呃”之声。

【诊断要点】

（1）喉间呃呃连声，声音短促，频频发出，病人不能自制。

（2）以偶发者居多，为时短暂，多在不知不觉中自愈。有的则屡屡发生，持续时间较长。

（3）呃声有高有低，间隔有疏有密，声出有缓有急。

（4）发病因素与饮食不当、情志不遂、受凉等有关。

（5）伴胸膈痞闷、胃脘嘈杂灼热、嗳气等症状。

【选穴】

主穴：梁丘穴、谷线穴、脐环穴、趾背穴、中脘穴、足三里穴、屋翳穴、内关穴。

加减：受寒引起，加梁门穴、关元穴、神阙穴；胃体素热，口臭口干，便秘，加陷谷穴、丰隆穴、曲池穴、里内庭穴；呃逆久发不止或见于危重疾病时，加膈俞穴、下关元穴、命门穴。

【疗程】 每日 1～2 次，5 次为 1 个疗程。

【注意事项】

（1）呃逆停止前，不宜进食，尤其是生冷刺激性食物。

（2）反复发作者，宜针对病因进行调理。如因胃寒引起的，可适当用温热的生姜、干姜、豆蔻、八角、桂皮等食材与肉类、谷类一起炖煮食，起到温胃止呃的作用；因胃热引起的，可适当进食绿豆粥、苦丁茶之类，清热而呃自止或不易复发。

（3）呃逆发作时，可试喝几口温开水，慢慢咽下，并做弯腰90°的动作 10 次，可温暖膈肌，缓解痉挛。

（4）对于因情绪起伏引起者，宜加强心理疏导，看大事轻小事，万事健康为大，疾病自然减少。

第六节　呕吐

【病症概述】

呕吐主要是人体外感邪毒，邪毒入侵胃府和肠道，气机阻滞，食停滞于胃肠之间，逆向上则发呕吐。此外，体质虚弱，劳倦太过，胃肠功能低下，饮食停滞不化，阻滞其中，气不能下，上逆而为呕吐。凡胃肠道疾病和其他器官疾病出现以呕吐为主要临床表现时，可参照此方法治疗。

【诊断要点】

（1）反复多次呕吐胃内容物，吐出酸腐食物。

（2）上腹胀满，嗳气厌食。

（3）可伴腹痛、腹泻，大便稀烂。

（4）舌红津少，苔白腻或厚腻，舌下脉络粗胀，色青紫。

【选穴】

主穴：止吐穴、中脘穴、上脘穴、足三里穴、内关穴、天突穴。

加减：受寒引起的呕吐，加神门穴、神阙穴、大椎穴；呕吐臭秽，口苦口臭，因胃热所致，加曲池穴、三阴交穴、丰隆穴；肠胃虚弱，反复发作，疲劳后呕吐加重，神疲无力，言语低微，加胃俞穴、脾俞穴、关元穴、下关元穴；腹胀较甚者，以呕吐酸水为主，加期门穴、太冲穴、手三里穴。

【疗程】 每日1～2次，5次为1个疗程。

【注意事项】

（1）禁食生冷食物，如禁食凉拌菜、冰镇碳酸饮料等。

（2）忌食辛辣食品，如生葱、生姜、生大蒜、韭菜、蒜苗、辣椒、芥末等。

（3）不吃难以消化的食物，如油炸、黏性及过于油腻的食品。

（4）禁吸烟喝酒，忌饮浓茶和浓咖啡。

（5）饮食宜清淡，不吃含盐量过高的食品。

（6）忌用对胃有刺激性的药物。

第七节　噎膈

【病症概述】

噎膈是指进食吞咽感觉困难，自觉喉头胸膈有物阻塞，尤其是不能吞下干硬食物的病症。本症可见于延髓麻痹、贲门痉挛、食管炎、食管癌、贲门癌以及食管功能性疾患。

噎膈多因体虚邪毒侵犯脾胃，或思虑过度，或饮食不慎等因素所致。思虑或伤心抑郁过度，导致肠胃运行不畅，气血凝滞，食下难消；或素嗜烟酒辛热之品，积热伤津血燥，咽部干涩，咽食困难而成噎膈诸症。

【诊断要点】

（1）噎膈是由食管干涩，食管、贲门狭窄所致的以咽下食物梗塞不顺，甚则食物不能下咽到胃，食入即吐为主要临床表现的一类病症。

（2）噎即梗塞，指吞咽食物时梗塞不顺。

（3）膈即格拒，指食管阻塞，食物不能下咽到胃，食入即吐。

（4）噎属噎膈之轻症，可以单独为病，亦可为膈的前驱表现，临床统称为噎膈。

（5）发病年龄段较高，多发于中老年男性，目前尚属难治之症。

（6）进行口腔与咽喉检查、食管钡餐 X 线检查、食管及胃纤维内窥镜检查、食管脱落细胞及病理组织切片检查等，以确定病变部位及性质。

【选穴】

主穴：膈俞穴、天突穴、膻中穴、内关穴。

加减：形体消瘦者，加足三里穴、手三里穴、照海穴、胃俞穴、长强穴、上长强穴；气短乏力者，加气海穴、脾俞穴、大椎穴、百会穴；形寒肢冷者，加命门穴、肾俞穴、膏肓穴、关元穴。

【疗程】 每日 1～2 次，10 次为 1 个疗程。

【注意事项】

（1）饮食宜细软、多汁，可选用乳类、蛋类、肉糜、碎菜等。

（2）禁辛辣、煎烤及刺激之品，戒烟酒。

（3）能自行进食时应定时定量，细嚼慢咽。

（4）注意调理情志，保持心情舒畅，肝气条达，气血和顺，有助于减轻症状。

（5）保证大便通畅，必要时给予缓泻剂。

（6）晚期患者可采用胃造瘘术，由胃瘘补给营养。

（7）完全不能进食时，可给予静脉补液，保持水、电解质的平衡。

第八节　胃痛

【病症概述】

胃痛是以上腹左部和中部发生疼痛为主要表现的病症，临床上极为常见。

壮医认为，胃痛是由于外邪侵袭或饮食饥饱不定，伤及肠胃，谷道运行失常，气结心头（胃），导致上腹部疼痛。

西医学中的急性胃炎、慢性胃炎、消化性溃疡、功能性消化不良、胃黏膜脱垂、胃神经官能症等疾病，以上腹部疼痛为主要表现时，均可参照此方法诊治。

【诊断要点】

（1）上腹部疼痛，反复发作。

（2）嗳气，泛酸，不思饮食，口干口苦。

（3）壮医目诊：白睛胃肠区有以 12 点或 6 点中线的大 U 形或倒 U 形、Y 形脉络分布，根部增粗、曲张、色鲜红，且近虹膜端有顶部带瘀点的脉络分支，或该区巩膜、虹膜交界处兼有瘀点；黑睛消化环纹理不均匀，时粗时细、时疏时密。

（4）胃镜检查、X 线摄片、钡餐造影、幽门螺杆菌检测等有助于病因、病情诊断。

【选穴】

主穴：中脘穴、胃脘穴、内关穴、合谷穴、足三里穴、谷线穴、脐环穴、趾背穴。

加减：寒盛胃痛，受寒后胃痛急性发作，怕冷喜温，得热痛减，加大椎穴、关元穴、上脘穴；肝气犯胃，胃部胀痛，疼痛连及两胁，嗳气频繁，每因情志不遂或暴怒而发作，加期门穴、太冲穴、三阴交穴；胃热疼痛，胃部灼痛，内部有发热感，烦躁易怒，泛酸嘈杂，口干口苦，加大椎穴、丰隆穴、手三里穴、曲池穴；虚寒胃痛，病程较长，胃部隐痛，受寒或饥饿时加剧，泛吐清水，喜温喜按，加胃俞穴、脾俞穴、关元穴、气海穴；上腹饱胀，加上脘穴、梁门穴；恶心呕吐，加内关穴、建里穴、止吐穴；大便稀烂，加神阙穴、天枢穴。

【疗程】每日1～2次，5次为1个疗程。

【注意事项】

（1）注意饮食，少量多餐，饮食定时。

（2）不喝浓茶和浓咖啡，忌食辛辣刺激性食品，戒烟戒酒。

（3）天气寒冷时易诱发胃病。胃痛病人应注意保暖，避开发病诱因。

（4）调适精神，避免精神紧张、焦虑、恐惧，避免过度疲劳。

（5）避免服用对胃有损害的药物，如水杨酸盐、消炎痛（吲哚美辛）、利舍平、皮质激素等，以免胃黏膜受损，诱发疼痛或加重病情。

（6）合理使用药膳，尤其是胃寒引起的疼痛，可选用高良姜粳米粥、姜汁牛肉饭、胡椒猪肚汤等，效果较好。

第九节　腹痛

【病症概述】

腹痛是指内科方面的，以胃以下的腹部发生疼痛为主要表现的病症。腹痛可由多种病因（外邪如风、寒、湿、热等邪毒；内在因素如饮食不节、过食肥甘、饮酒过度和先天谷道功能低下等）引起。内科腹痛病位在腹部，诊断时应注意与胃痛，尤其是与外科腹痛、妇科腹痛等病症相区别。

【诊断要点】

（1）腹部胀满疼痛。

（2）可伴嗳气、呕吐和泄泻等胃肠道疾病表现。

（3）疼痛剧烈时，可出现面色苍白、手足发冷、大汗淋漓等症状。

【选穴】

主穴：脐行穴、下乳行穴、脐环穴、足三里穴、合谷穴、脾俞穴、胃俞穴、膈俞穴。

加减：因寒引起的腹痛，加神阙穴、气海穴、关元穴；情绪变化引起的腹痛，加期门穴、太冲穴、阳陵泉穴；腹痛腹泻，口渴口干，加大肠俞穴、上巨虚穴、下巨虚穴、丰隆穴。

【疗程】每日 1～2 次，5 次为 1 个疗程。

【注意事项】

（1）养成良好的饮食习惯，定时进食，少吃多餐，避免硬冷粗糙的食物，吃易消化的软食。

（2）注意饮食卫生，不食生冷瓜果。

（3）注重做好腹部防寒保暖措施。

（4）经常腹痛者，可用手掌按摩腹部，改善肠胃功能，久必见效。

（5）细嚼慢咽，使食物充分磨碎，有助于消化，减轻胃肠负担。

（6）病人有明显腹胀时，不吃或少吃容易产生胀气的食物，如土豆、红薯、洋葱和煮黄豆等。

第十节　胃下垂

【病症概述】

胃下垂是指由于腹腔内脂肪薄弱，腹壁肌肉松弛，导致胃小弯下降到髂嵴连线以下的病症。临床表现以腹胀、下坠感、消化不良为主。

壮医认为，本病多因先天不足或后天失养、脾胃虚弱、中气下陷所致。

【诊断要点】

（1）多见于慢性疾病或瘦长体型者。

（2）上腹饱胀或隐痛，食后更甚，平卧后减轻。

（3）伴食欲不振、嗳气、恶心、大便不调等。

【选穴】

主穴：足三里穴、中脘穴、胃上穴、百会穴、项棱穴、脐行穴、下关元穴、脐环穴。

加减：气血不足，体质瘦弱，加脾俞穴、胃俞穴、气海穴、章门穴、长强穴、上长强穴；腹胀腹泻，纳食不佳，加手三里穴、丰隆穴、关元穴。

【疗程】每日1～2次，10次为1个疗程。

【注意事项】

(1) 避免一次性进食过多，宜少食多餐。

(2) 饮食宜柔软易消化，少食产气较多或难以消化的食物，如萝卜、糯米和煎炸食品等。

(3) 进食后勿剧烈运动。

(4) 适当锻炼，增强体质。

第十一节　泄泻

【病症概述】

泄泻又叫腹泻，是指由于消化不良、肠黏膜炎症、药物中毒等原因导致肠道水分的分泌和吸收异常而出现排大便次数增多，粪便稀溏，甚至泻下如水的病症。多见于急性肠炎、慢性肠炎、肠结核、胃肠神经官能症、食物中毒等病症。

【诊断要点】

(1) 大便次数增多，粪质清稀；或便次不多，但粪质清稀，甚至如水状。

(2) 常伴上腹不适，腹胀腹痛，肠鸣，食少纳呆，小便不利，等等；舌下脉络粗胀，色青紫。

(3) 壮医目诊：白睛肠道反应区隆起，弯曲少，弯度小，有小分叉，呈鲜红色的血脉；黑睛消化区域（肠功能环）右眼3点段、左眼9点段，卷缩环外缘明显膨胀突出。

(4) 大便常规检查可见少许红细胞与白细胞，大便培养致病菌呈阳性或阴性。必要时做X线钡剂灌肠或纤维肠镜检查。

【选穴】

主穴：天枢穴、中脘穴、大肠俞穴、足三里穴、脐行穴、脐环穴、上长强穴、下关元穴、谷线穴。

加减：肛门灼热，加内庭穴、合谷穴、长强穴；消化不良，泻下未消化食物，加脾俞穴、胃俞穴、神阙穴、气海穴；黎明时腹泻，加肾俞穴、命门穴、关元穴。

【疗程】每日1～2次，5次为1个疗程。

【注意事项】

（1）发病初期宜吃清淡流质饮食，如米汤、果汁、薄面汤等。以咸食为主，少吃甜食。

（2）禁食促进肠蠕动及肠道胀气的食品，如蜂蜜、牛奶、生葱、生蒜、黄豆等。

（3）排便次数减少，症状缓解后改为低脂流质，或低脂少渣、稀软易消化的半流质饮食，如大米粥、藕粉、蒸蛋、豆腐脑、龙须面等。

（4）腹泻基本停止后，可以吃低脂少渣半流质饮食或软食，少量多餐，如面条、粥、馒头、烂米饭、瘦肉泥等，适当限制含粗纤维多的蔬菜和水果。

（5）病情急重、严重失水者应采取综合治疗。

（6）经常泄泻的患者，脾胃多虚，经常按摩腹部或以热水袋敷腹部，有改善体质、减少发作的功能。

第十二节　蛊病（腹水）

【病症概述】

蛊病是指腹部有液体或肿物积聚肿大如鼓之类的病症。本病可见于晚期肝硬化、结核性腹膜炎、血吸虫病以及腹腔恶性肿瘤等，以腹胀大如鼓、肤色苍黄、腹部青筋暴露为主要症状，可伴小便短赤、大便秘结或稀溏。多为气、水、血积聚腹部所致，故有气蛊、水蛊、血蛊等名称。其病因病机为水湿疫毒侵犯，或七情内伤，或饮酒过度，气血壅滞，谷道水道不通，水湿瘀血内积而成蛊病。

【诊断要点】

(1) 腹部胀大,按之如囊裹水,肤色苍黄,脉络暴露。

(2) 伴胁下胀满,隐痛或刺痛。

(3) 饮食减少,或食后作胀。

(4) 小便短少,大便溏烂或解柏油样便。

(5) 面色黯黑或有黄疸,颈部、胸部有血痣,下肢浮肿。

(6) 舌质红,苔白腻或黄腻,唇色紫褐,舌下脉络粗胀,色青紫或青黑。

(7) 壮医目诊:白睛右眼 2 点或左眼 10 点肝脏反应区见血脉增粗、弯曲,散乱不规则,或血脉向瞳孔方向延伸,末端可见黑色瘀点;黑睛右眼 8 点或左眼 4 点处肝反应区有陷凹穹隆,双眼卷缩轮(消化环)残缺不全。

(8) 肝功能检查:肝功能检查多出现血清蛋白降低,球蛋白升高,凝血酶原活动下降,转氨酶、胆红素升高,氨基酸代谢紊乱,尿素氮、肌酐升高等。B 超检查、CT 检查能明确腹水的量及肝脏形态情况,可发现早期肝癌。

【选穴】

主穴:中脘穴、期门穴、肝俞穴、脾俞穴、膻中穴、足三里穴。

加减:腹胀明显,腹水较多,加脐环穴、下脘穴、气海穴、水分穴;腹痛明显,加脐行穴、手三里穴、曲池穴、三阴交穴;伴皮下、胃肠道出血,加章门穴、膈俞穴、血海穴。

【疗程】每日 1～2 次,10 次为 1 个疗程。

【注意事项】

(1) 强调少量多餐原则,尤其是腹水较多时。

(2) 有食管静脉曲张的病人,应进食细软、少刺激的食物,注意细嚼慢咽。

(3) 忌食辛热刺激性食物,如辣椒、辣酱、洋葱、胡椒粉、咖啡、浓茶等,此类食品多性热、属阳,进入人体后易助热生湿,加重病情。

(4) 忌食煎炒油炸食物,因为煎炸炒过程中产生的丙烯醛会加重肝病。

（5）有腹水时，应低盐限液。每日钠摄入量不超过500 mg，根据腹水的程度限制液体摄入量在 800～1500 ml。

（6）药线点灸治疗蛊病（肝硬化腹水）仅为辅助治疗方法，可根据情况采取综合治疗。

第十三节　便秘

【病症概述】

便秘是指大便干结难解，排便时间长，或排便艰涩不畅的一种病症。赏见于习惯性便秘、肠炎恢复期、术后、产后排便困难或药物引起的便秘等病症之中。

【诊断要点】

（1）数日不解大便，排便困难，大便干结。

（2）可伴腹痛，腹胀，嗳气，不思饮食，头晕，身热，等等。

（3）舌下脉络粗胀，色青紫。

（4）壮医目诊：白睛肠道反应区隆起，弯曲少，弯度小，鲜红色；黑睛消化区域（肠功能环）右眼 3 点段、左眼 9 点段，卷缩环外缘膨胀突出。

（5）粪便检查应观察便秘者排出粪便的形态及有无黏液或血液黏附。中老年患者经常出现少量血液时，应特别注意大肠癌。

（6）直肠指检应仔细观察有无外痔、肛裂及肛瘘等病变，注意诊察直肠壁是否光滑，有无溃疡或新赘物等。

（7）X 线钡剂灌肠检查及腹部平片 X 线钡剂灌肠检查对结肠或直肠肿瘤、结肠狭窄或痉挛、巨结肠等病变的诊断有较大帮助。

（8）结肠镜检查对引起便秘的各种结肠病变，如结肠癌、直肠癌、肠腔内息肉等器质性肠腔狭窄的诊断有极大的帮助。

【选穴】

主穴：脐行穴、下乳行穴、脐环穴、天枢穴、支沟穴、大肠俞穴、足三里穴。

加减：大便坚硬，加照海穴、三阴交穴；大便不畅，加阳陵泉穴、内庭穴；无力排出，加气海穴、脾俞穴；习惯性便秘，加里内庭穴、水道穴、中髎穴、小肠俞穴。

【疗程】每日或隔日 1 次，5～10 次为 1 个疗程。

【注意事项】

（1）饮食中适当增加纤维素的含量。

（2）每天要吃一定量的蔬菜与水果，早晚空腹吃 1 个苹果，或每餐饭前吃 2 根香蕉。

（3）主食不要过于精细，适当进食粗粮。

（4）晨起空腹饮一杯淡盐水或蜂蜜水，配合腹部按摩或转腰，增加肠胃蠕动，刺激肠道运动，加强通便作用。

（5）进行适当的体力活动，加强体育锻炼，比如仰卧屈腿、深蹲起立、骑自行车、做肠道动动操等都能加强腹部的运动，促进胃肠蠕动，有助于排便。

（6）每晚睡前，按摩腹部，养成定时排便的习惯。

（7）保持心情舒畅，生活要有规律。

第十四节　水肿

【病症概述】

水肿是指体内水液潴留肌肤，引起眼睑、头面、四肢、腹部或全身浮肿的症状。多由急性肾炎、慢性肾炎、充血性心力衰竭、肝硬化、内分泌失调、营养障碍和恶性肿瘤等引起。

【诊断要点】

（1）眼睑、四肢浮肿或全身浮肿，小便不利。

（2）可伴身体困重、胸闷、不思饮食等表现。

（3）严重者可见尿闭，恶心呕吐，口有秽味，齿衄鼻衄，甚则出现头痛、抽搐、神昏谵语等危象。

（4）舌苔腻，舌下脉络粗胀，色青紫或青黑。

（5）壮医目诊检查：白睛右眼 5～6 点或左眼 6～7 点肾、膀胱反应区血脉根部增粗曲张、弯度大、弯曲多，集中靠近瞳孔，脉络边界浸润混浊，模糊不清；黑睛右眼 5 点或左眼 7 点肾反应区见辐射状黑线呈扇形或日射线状。

（6）可有咽痛、心悸、痈疮、紫癜以及久病体虚病史。

（7）尿常规、24 小时尿蛋白定量、血常规、血沉、血浆白蛋白、血尿素氮、肌酐、体液免疫以及心电图、心功能测定、B 超等实验室检查，有助于病因诊断。

【选穴】

主穴：龙脊穴、水线穴、肺俞穴、脾俞穴、三焦穴、肾俞穴、水分穴、阴陵泉穴。

加减：头面水肿为主，加大椎穴、水沟穴；腹部水肿为主，加中脘穴、天枢穴、胃俞穴；下肢水肿为主，加神门穴、中脘穴、足三里穴；无尿或少尿，头晕，甚至神志不清，加启闭穴、人中穴、手十甲穴、神阙穴、命门穴、志室穴、三阴交穴。

【疗程】每日 1～2 次，5 次为 1 个疗程。

【注意事项】

（1）发生水肿后，应及早接受医生的检查与治疗。

（2）限制食盐摄入量，每日 4 g 以下。

（3）注意休息，勿穿弹性裤袜之类影响皮肤组织血液循环的衣物。

（4）心态平和，积极配合治疗。

（5）午饭后尽量平卧休息 1 小时，有助于减轻水肿，帮助康复。

第十五节　淋证

【病症概述】

淋证是由于热毒、湿毒、火毒侵袭，邪毒滞留于泌尿系统；或过食辛辣食物，内生湿毒、热毒、火毒，邪毒熏灼，日积月累，尿中杂质结成砂、石沉积于水道，停滞于水道及其枢纽脏腑，阻滞水道，使水道中的两路网络受损伤，以致水道不通畅，人体内的天、地、人三气不能同步而发病。临床以小便频数短涩、滴沥刺痛、欲出未尽等为主要表现。

西医学的急性尿路感染、慢性尿路感染、泌尿道结核、尿路结石、前列腺炎、乳糜尿以及尿道综合征等，以发生小便频数短涩、滴沥刺痛、欲出未尽等为主要临床表现时，均可参照此方法诊治。

【诊断要点】

（1）排尿（小便）频数短涩，滴沥刺痛，欲出未尽，伴发热发冷、心烦口渴、口苦口干、腰部胀痛或绞痛等。

（2）病久或反复发作后，常伴有低热、腰痛、小腹坠胀、疲劳等症。

（3）多见于已婚女性，常因疲劳、情志变化、感受外邪而诱发。

（4）膀胱俞、肾俞等穴位有压痛及叩击痛。

（5）壮医目诊：白睛右眼 5～6 点或左眼 6～7 点肾、膀胱反应区血脉增粗隆起，弯度大，弯曲多，色鲜红，集中靠近瞳孔，或向瞳孔内侧延伸；黑睛右眼 5 点或左眼 7 点肾、膀胱反应区黑睛颜色变淡，甚至出现苍白区。

（6）尿常规检查，白细胞或红细胞明显增多，可见尿蛋白。清洁中段尿培养有致病菌生长，菌落计数每毫升在 10 万以上。

（7）慢性期做肾盂造影、B 超、肾图扫描等检查，有助于病因诊断。

【选穴】

主穴：水线穴、中极穴、膀胱俞穴、三阴交穴、曲泉穴。

加减：尿频尿痛明显，加太冲穴、照海穴、次髎穴；下腹胀痛剧烈，加神阙穴、行间穴；发热，腰痛剧烈，加三焦俞穴、足三里穴、次髎穴、大椎穴；久病不愈，体质衰弱，气血不足，加气海穴、足三里穴、膈俞穴、关元穴。

【疗程】 每日 1～2 次，10 次为 1 个疗程。

【注意事项】

（1）药线点灸治疗本病，一般起辅助治疗作用。宜配合抗感染药物或清热利尿的中药、壮药治疗。

（2）伴结石者，配合内服中西药物，促进结石排出。

（3）治疗期间多饮水，戒房事，忌吃刺激性食物。

第十六节　肾结石

【病症概述】

肾结石是民间说法，实指医学上的泌尿系统结石，即包括肾、输尿管、膀胱、尿道等各部位的结石。

肾结石以腰部疼痛为主症，一般为钝痛或隐痛，发作时为绞痛。

【诊断要点】

（1）轻者可以完全没有症状。

（2）严重者可发生无尿、肾功能衰竭、中毒性休克以及死亡。

（3）结石嵌顿时，可出现肾绞痛，为突然发作的阵发性刀割样疼痛，疼痛剧烈难忍，病人辗转不安，疼痛从腰部或侧腹部向下放射至膀胱区、外阴部及大腿内侧，有时出现大汗、恶心呕吐。

（4）发作时，常有肉眼看到的血尿。

（5）疼痛和血尿常在病人活动较多时诱发。

（6）结石并发感染时，尿中出现脓细胞，有尿频、尿痛症状。

（7）当继发急性肾盂肾炎或肾积脓时，可有发热、畏寒、寒战等全身症状。

（8）壮医目诊：白睛右眼5～6点或左眼6～7点肾、膀胱反应区血脉增粗隆起，弯度大，弯曲多，色鲜红或紫红，集中靠近瞳孔；黑睛右眼5点或左眼7点肾、膀胱反应区见形状各异、大小不一的深黑点。

（9）相应的实验室检查，有助于诊断结石的大小、部位、肾功能情况等，有利于选择治疗方案。

【选穴】

主穴：肾俞穴、腰俞穴、足三里穴、三阴交穴。

加减：腰酸腿软，体弱乏力，加关元穴、气海穴、膈俞穴；腰痛剧烈，加京门穴、曲泉穴、后溪穴；疼痛以小腹或脐部为主，加大横穴、中极穴、气海穴。

【疗程】每日1～2次，5次为1个疗程。

【注意事项】

（1）药线点灸治疗肾结石，有止痛、帮助排石的作用。

（2）治疗期间宜多活动，多饮水，多跳跃，促进结石排出。

（3）结石较大时，可辅以体外碎石、结合药物内服等疗法。

（4）减少草酸摄入量，可降低结石复发的概率。避免摄取菠菜、茶叶等含草酸较多的食物。

（5）适当减少肉类摄入量，可降低形成结石的概率。

（6）多喝水，每天至少喝水3000 ml。

（7）增加运动量，多运动可减少骨钙流失，进而减少结石的产生。

第十七节　失眠

【病症概述】

失眠是以大脑神经功能性障碍为特征的病症。本病主要症状为常感精力不济，容易疲倦，失眠多梦，头晕头痛，心慌心悸，情绪低落，耳鸣健忘，食欲不振，消化不良，等等。

壮医认为，失眠是由于思虑恼怒太过，脏腑气机郁滞；或先天不足，后天失养，气血不足，心虚胆怯；或饮食不节，过食辛辣之物，热毒内生，气机不畅，从而导致阴阳失调，天、地、人三气不能同步而发病。临床表现为睡眠时间和深度的不足、多梦易醒、醒后难入睡以及不能消除疲劳。

【诊断要点】

（1）久久不能入睡；或睡而不稳，反复醒来；或早醒不能再睡；或时寐时醒，甚至彻夜不能入睡。

（2）可伴多梦易惊，急躁易怒，心烦心悸，头晕耳鸣，健忘，遇事善惊，不思饮食，口渴喜饮，等等。

（3）舌质红或淡红，舌下脉络粗胀，色青紫。

（4）各系统检查和实验室检查未发现异常，排除继发性失眠症，尤其是颅脑实质性病变。

【选穴】

主穴：发旋穴、旋环穴、安眠三穴、百会穴、内关穴、神门穴、关元穴、足三里穴、三阴交穴、头维穴。

加减：多梦，加夹脊穴、涌泉穴、攒竹穴；精力不足，容易激动，加印堂穴、神庭穴、太冲穴、阳陵泉穴、期门穴；心慌心悸，加肾俞穴、心俞穴、中冲穴；食欲不振，加胃俞穴、丰隆穴、中脘穴。

【疗程】 每日 1 次，10 次为 1 个疗程。

【注意事项】

（1）减轻大脑兴奋状态，睡前散步、做轻松体操是不错的选择。此外，将引起大脑过度兴奋的工作尽量安排在上午进行，对于严重失眠者来讲，有助于快速进入睡眠状态。

（2）从下午开始，就要避免服用有兴奋提神作用的饮料（如咖啡、浓茶等），不吸烟。

（3）定时在睡前刷牙、洗脸，给大脑一个自我安定的信号。

（4）改善睡眠环境，如安装窗帘、双层玻璃等，可避免外界的不良影响。

（5）积极进行体育锻炼，尤其是有竞争性的体育运动，能有效地增强大脑的活性，使兴奋与抑制功能恢复正常状态。

（6）平时，可常食用具有补养气血、安神定志的食物，如莲子、薏苡仁、龙眼、小米等。

第十八节　头痛

【病症概述】

头痛是指全头部或头的某个部位发生疼痛。头痛的发生，常见于高血压病、偏头痛、神经功能性头痛、感染性发热等疾患和眼、耳、鼻等疾患。

【诊断要点】

（1）偏头痛：单侧头痛，具搏动性，发作时常伴恶心、呕吐，或者畏光、怕吵。

（2）神经功能性头痛：源于头部肌肉紧张收缩，头部呈紧束或压迫样，有沉重感，常为扯跳痛，多因生活不规律、烟酒无度、睡眠不足引起。

（3）更年期性头痛：急躁易怒，乏力懒言，头脑紧张，性冷淡，月经量少。

【选穴】

主穴：百会穴、风池穴、太阳穴、太冲穴、阿是穴、发旋穴、旋环穴、眉心穴。

加减：偏头痛，加耳尖穴、阳陵泉穴、三阴交穴、大敦穴；神经功能性头痛，加解溪穴、足三里穴、心俞穴、肾俞穴；更年期性头痛，加期门穴、胆俞穴、肝俞穴、神门穴。

【疗程】 每日 1 次，10 次为 1 个疗程。

【注意事项】

（1）结合头面部穴位按摩，常梳理头皮，刺激头部血液循环，可帮助康复。

（2）调适情志，保证睡眠时间，注意休息，有助于避免病情加重或复发。

第十九节　眩晕

【病症概述】

眩晕即美尼尔氏综合征，发作时感觉天旋地转，不能站立，可伴有恶心呕吐、耳鸣、出汗等症状。本病常呈突发性，剧烈眩晕，或旋转不定，或耳鸣、耳聋。轻者可平卧闭目即止，重者常有恶心呕吐、耳鸣汗出、面色苍白等症状。

现代医学认为本症由某些因素引起自主神经功能失调，导致膜迷路积水，引起前庭功能障碍所致。

【诊断要点】

（1）头晕目眩，视物旋转，轻者闭目即止，重者如坐车船，甚则仆倒。

（2）可伴恶心呕吐、眼球震颤、耳鸣耳聋、汗出、面色苍白等。

（3）多慢性起病，逐渐加重，也可急性起病，反复发作。

（4）做相应检查，如电测听、脑干诱发电位、眼震电图、颈椎X线摄片、颈颅多普勒、CT等检查，明确病因，排除脑肿瘤、严重血液病等。

【选穴】

主穴：百会穴、风池穴、内关穴、行间穴、发旋穴、旋环穴、眉心穴、食魁穴、中魁穴、无魁穴。

加减：恶心呕吐，加丰隆穴、中脘穴、天突穴、公孙穴；神疲乏力，腰腿酸软，加肾俞穴、脾俞穴、足三里穴、关元穴、中极穴；头痛剧烈，血压增高，加涌泉穴、太阳穴、行间穴、阴陵泉穴。

【疗程】每日1～2次，5次为1个疗程。

【注意事项】

（1）发作时卧床休息，稳定情绪。

（2）饮食应以富有营养和新鲜清淡为原则，可多食蛋类、瘦肉、青菜及水果，忌食肥甘辛辣之物。

（3）控制水和盐的摄入量，减轻内耳迷路和前庭神经核的水肿。

（4）避免忧郁恼怒等精神刺激。精神乐观，心情舒畅，情绪稳定，对防治眩晕有重要的作用。

（5）保证睡眠时间，勿加夜班或通宵上网。

第二十节　高血压病

【病症概述】

高血压病是临床以体循环动脉压增高为主要表现的临床综合

征。本病是由情志失调、饮食不节、劳逸过度、禀赋不足与体质偏盛偏衰等因素，导致人体脏腑阴阳平衡失调，气滞血瘀，升降失常，风火内生，痰瘀交阻而发病，表现为头晕、头痛、血压升高，晚期可导致心、脑、肾器官病变的病患。

壮医称高血压病（血压嗓）是最常见的中老年人慢性病，也是心脑血管病最主要的危险因素，脑卒中、心肌梗死、心力衰竭及慢性肾脏病是其主要并发症。

欲控制血压，减轻不适症状，可参照此方法诊治。

【诊断要点】

（1）在非药物状态下，2 次或 2 次以上非同日多次重复测量上臂肱动脉部位的血压所得的平均值，成年人（年龄大于 18 岁）收缩压 ≥ 18.7 kPa（140 mmHg）和（或）舒张压 ≥ 11.9 kPa（90 mmHg）为高血压。排除其他疾病引起的症状性高血压，一般可诊断为高血压病。

（2）常感头痛、头晕、失眠、心悸、胸闷、烦躁和容易疲乏，后期导致心、脑、肾功能不全而引起相应的临床表现。

（3）壮医目诊：白睛右眼 11～12 点、左眼 12～1 点颈项反应区血脉根部增粗，曲张或呈螺旋状，脉络末端可见瘀斑点，病久者脉络暗红色，有分叉；反之脉络鲜红、单根或双根无分叉。黑睛 12 点颈项反应区虹膜纤维纹理模糊，周围见乳白色或灰色环。

（4）血常规、尿常规、血脂、血糖、水及电解质、血尿素氮、血肌酐、血尿酸、心电图、超声心电图、眼底、肾脏 CT 等检查，有助于了解病情轻重，排除继发性高血压。

【选穴】

主穴：太冲穴、照海穴、内关穴、涌泉穴、太溪穴、大陵穴、曲泉穴、昆仑穴、复溜穴、足三里穴、绝骨穴。

加减：面红目赤，胁肋胀痛，加风池穴、光明穴、阳陵泉穴、侠溪穴；口干便秘，舌红少苔，加肾俞穴、行间穴、三阴交穴、阴陵泉穴；久病体弱，言语低怯，加命门穴、气海穴；肥胖多痰，舌苔厚腻，加丰隆穴、合谷穴、曲池穴、解溪穴。

【疗程】 每日 1～2 次，10 次为 1 个疗程。

【注意事项】

（1）定期做血压检查。

（2）注意控制体重，使其维持在理想体重范围内。

（3）低钠、低油之清淡饮食，并增加钙的摄取量。

（4）不要吸烟、饮酒。

（5）经常保持排便通畅，预防便秘。

（6）不要用太冷或太热的水洗澡或浸泡过久。

（7）适度运动，但不提倡运动强度过大。

（8）保证充分睡眠与休息，遇事不要焦躁激动。

第二十一节　中风后遗症（脑卒中后遗症）

【病症概述】

中风后遗症（脑卒中后遗症）是由饮食不当、嗜酒过度，热毒、火毒、湿毒内生，脏腑功能失调，体内阴盛阳衰、阳盛阴衰、阴盛阳盛，三道两路不通，天、地、人三气不能同步，气血逆乱，血冲大脑，大脑功能失调所致。本病以突然昏仆、神志不清，经抢救后遗留偏瘫（半身不遂）、口眼㖞斜为主要表现。

西医学的急性脑血管病，包括缺血性中风和出血性中风，在恢复期遗留偏瘫（半身不遂）、口眼㖞斜时，可参照此方法诊治。

【诊断要点】

（1）突然昏仆，神志不清，经抢救后遗留偏瘫（半身不遂），口眼㖞斜，语言不利，或不经昏仆而见半身不遂。

（2）可伴有牙关紧闭、口闭不开、两手握拳、肢体强痉、脸红身热、气粗口臭、躁扰不宁等。

（3）舌质红，苔白腻或黄腻。口唇暗红或紫暗，舌下脉络粗胀，色青紫或青黑。

（4）神经系统体检和头颅 CT、核磁共振、空腹血糖、脑脊液检查及血脂分析等检查，有助于病因诊断。

【选穴】

主穴：百会穴、风池穴、水沟穴、天窗穴、肩髃穴、曲池穴、足三里穴、发旋穴、旋环穴、眉心穴、龙脊穴、手十甲穴。

加减：疾病后期，肢体软弱无力，加气海穴、脾俞穴、胃俞穴、肾俞穴等；肢体强硬，瘫痪不能行动，加大椎穴、阳陵泉穴、中极穴、肝俞穴、太冲穴等；口眼㖞斜，加地仓穴、颊车穴、迎香穴、合谷穴；肢体麻木，加血海穴、神庭穴、手三里穴、夹脊穴、大椎穴；言语不利，加大椎穴、哑门穴、通里穴。

【疗程】 每日 1~2 次，10 次为 1 个疗程。

【注意事项】

（1）中风急性期，病情危重，应避免搬动，防止病情恶化，并及时拨打 120 急救电话求助。

（2）中后期遗留半身不遂等后遗症时，在积极治疗的同时，宜加强功能锻炼和按摩，坚持康复治疗，降低病残率或减轻病残程度。

（3）病情稳定后，及早对失语者进行语言训练，鼓励病人讲话。

（4）忌情绪波动过大，忌食酒、烟、煎炸等食品，以防第二次中风发作。

第二十二节　糖尿病

【病症概述】

糖尿病是一种慢性消耗性疾病，是由于体内胰岛素的相对或绝对不足而引起糖、脂肪和蛋白质代谢紊乱所致，临床表现以多饮、多食、多尿为主。

壮医认为，本病的发生是由于长期饮食不节，过食肥甘厚味，影响谷道的受纳、消化、吸收功能，湿毒、热毒内生，积热内蕴，化燥伤阴而引发。此外，素体虚弱，劳欲过度，耗损阴津，阴虚火旺，也可引发本病。

【诊断要点】

（1）口渴多饮、多尿、易饥多食、消瘦、尿有甜味。

（2）可伴烦躁口干、大便秘结、腰膝酸软、形寒畏冷、阳痿不举等。

（3）舌下脉络粗胀，色青紫，唇干，耳轮焦干。

（4）空腹血糖或餐后 2 小时血糖、葡萄糖耐量试验及尿常规、尿比重等实验室检查有助于诊断。

（5）壮医目诊：双眼白睛血脉散乱，常见毛细血管末端扩张而成形态大小不一的红点；双眼黑睛卷缩轮见典型念珠刻痕，状如蔷薇疹或蔷薇花瓣。

【选穴】

主穴：膈俞穴、脾俞穴、三焦俞穴、关元穴、足三里穴、三阴交穴。

加减：口渴多饮，加肺俞穴、心俞穴、大渊穴；易饥多食，加中脘穴、曲池穴、胃俞穴；尿频尿多，加命门穴、肾俞穴、中极穴；消瘦乏力，加命门穴、肝俞穴、百会穴；肢体麻木，加曲池穴、外关穴、犊鼻穴、阳陵泉穴。

【疗程】 每日 1～2 次，15 次为 1 个疗程。

【注意事项】

（1）根据血糖、尿糖检查情况，配合药物治疗。

（2）饮食应定时定量，清淡为宜，不可过饱，禁食高糖及辛辣刺激食物。

（3）正餐应以五谷杂粮为主，如荞麦面、燕麦面、玉米面等富含维生素 B、多种微量元素及食物纤维的主食，长期食用可降低血糖、血脂。

（4）多吃蔬菜和瓜果，以苦瓜、洋葱、香菇、柚子、南瓜等较好，有预防并发症的作用。

（5）适量运动，增强体质，可预防因体质下降而引起的感染性疾病。

第二十三节　血虚

【病症概述】

血虚是一个大的概念，是指以下为主要临床表现的症候群：先天禀赋不足，哺养不当，摄入营养不足；或劳累过度，或患慢性消耗性疾病，耗伤气血；或患出血性疾病未能及时控制，失血过多；或饮食不当，损伤谷道的受纳、消化、吸收、运化功能，不能充分把水谷精微转化为气血，以致气血生成不足，出现面色苍白或萎黄、头晕眼花、神疲乏力、心悸气短等。

根据血虚的临床表现，西医学中多个系统的多种慢性消耗性疾病和功能衰退性疾病，出现面色苍白或萎黄、头晕眼花、神疲乏力、心悸气短等不适症候时，可参照此方法诊治。

【诊断要点】

（1）面色苍白，心悸气短，神疲乏力，头晕眼花。

（2）可伴健忘，失眠，多梦，耳鸣，眼睛干涩，视物模糊，肢体麻木，筋脉拘急或半夜抽筋，妇女行经量少、延期或闭经。

（3）舌质淡白，口唇淡白，脉细小，无力。

【选穴】

主穴：膈俞穴、脾俞穴、足三里穴、夹脊穴、悬钟穴、胃俞穴、气海穴、章门穴、长强穴、上长强穴。

加减：神疲乏力，加关元穴、血海穴、肝俞穴；心慌气短，加心俞穴、神门穴；食欲不振，加十宣穴、中脘穴、三阴交穴；形寒肢冷，加命门穴、肾俞穴、关元穴。

【疗程】 每日1～2次，15次为1个疗程。

【注意事项】

（1）适当加强锻炼，劳逸结合，增强机体抵抗力，防止外来毒邪乘虚而入侵犯机体。尤其是在病情稳定、机体情况允许时，要适当地进行户外活动。

（2）做好长期治疗的准备，保持心情舒畅。

（3）饮食宜清淡，勿食辛辣食品，加强饮食营养，进食易消化、高蛋白、高维生素、低脂食物，可适当服食大枣山药粥、甲鱼汤、排骨汤等补血养胃的膳食。

（4）注意精神调摄，尽量避免不良精神因素刺激。

第二十四节　盗汗

【病症概述】

盗汗是指夜间入睡后不自觉地出汗，醒后即止的一种病症。盗汗与人体阴虚内热有关。

【诊断要点】

（1）睡眠中汗出，醒来自止。

（2）多伴手足心热，午后发热，脸红口干，渴不思饮。

（3）舌红少苔，口唇红、干燥，舌下脉络粗胀，色青紫，脉细数、无力。

（4）必要时，可进行血常规、血沉、胸部 X 线拍片和胸部 CT 检查，排除肺结核和其他疾病。

【选穴】

主穴：肾俞穴、肝俞穴、筋缩穴。

加减：睡眠欠佳，精神不振，加安眠三穴、神门穴、三阴交穴、太溪穴；体形消瘦，进食过少，加足三里穴、中脘穴、脾俞穴；头晕眼花，健忘耳鸣，加食魁穴、中魁穴、百会穴、命门穴、足三里穴。

【疗程】每日 1～2 次，5 次为 1 个疗程。

【注意事项】

（1）坚持适量的体育锻炼，养成有规律的生活习惯，劳逸结合。

（2）禁食辛辣动火的食物，禁止饮酒。

（3）多食一些养阴清热的新鲜蔬菜，如枸杞叶、白菜、芥菜、菠菜等。

第二十五节　痿病

【病症概述】

痿病以下肢痿弱不能自主活动为多见，多由于外界热毒、火毒和湿毒入侵；或饮食不节，过食肥甘厚味，内生湿毒、热毒，影响脾胃功能，不能将水谷精微营养物质吸收转化为气血，导致气血、筋脉肌肉失养，痿弱不用。此外，劳倦太过，房事过度，脏气损伤，机体失养，或平素脾胃虚弱，或久病身体虚弱，也可导致本病的发生。临床以肢体痿软、不能随意运动为主要症状。

根据痿病的临床表现，西医学的多发性神经炎、运动神经元疾病、脊髓病变、重症肌无力、周期性瘫痪等表现为肢体痿软、不能随意运动者，可参照此方法诊治。

【诊断要点】

（1）肢体痿软无力，不能随意活动，肌肉逐渐萎缩麻木。

（2）可伴有肢体麻木、疼痛或拘急痉挛，严重者可见排尿障碍、呼吸困难、吞咽无力等。

（3）常有久居湿地、涉水淋雨史，或有既往药物使用史、同样疾病家族史。

（4）体检可见肌力减退，生理减弱或消失，出现病理反射等。

（5）实验室检查，如血钾、血糖、肌酸激酶、胆碱酯酶、肌电图、脊柱 CT、核磁共振等检查，可明确具体病因。

【选穴】

主穴：脾俞穴、胃俞穴、阳陵泉穴、足三里穴。

加减：上肢痿病，加肩髃穴、曲池穴、手三里穴、外关穴、扁担穴、肩胛环穴、手六关穴；下肢痿病，加髀关穴、丰隆穴、解溪穴、筋缩穴、足六关穴；腰膝酸软，加肝俞穴、肾俞穴、悬钟穴；眼睑下垂，加攒竹穴、太阳穴、鱼腰穴、百会穴、阳白穴。

【疗程】每日 1～2 次，15 次为 1 个疗程。

【注意事项】

（1）加强饮食营养，宜进食高蛋白、低脂肪、低热量的食物，多吃富含维生素的蔬菜、水果。

（2）忌食刺激性食物以及过度寒冷、损伤气血的食物。

（3）积极进行肢体功能锻炼（包括被动运动），树立战胜疾病的信心。

（4）采取药物、推拿、理疗综合治疗，以期提高治疗效果，早日康复。

第二章 常见外科疾病

第一节 痹病（风湿性关节炎）

【病症概述】

痹病相当于西医的风湿性关节炎一类的疾病，是全身性结缔组织炎症疾病。临床上以关节疼痛、红肿、屈伸不利、活动困难为特征。急性期常表现为多个大关节（如膝、踝、肩、髋、肘）的红肿热痛，呈游走性。急性期后常遗留关节酸痛，活动不便，反复发作等症状。

壮医认为多由身体虚弱，感受风、寒、温、热之邪毒所致。

西医学的风湿性关节炎、类风湿性关节炎、反应性关节炎、强直性脊柱炎、肌纤维炎、痛风、增生性骨关节病等，出现以关节肿痛为主要表现时，可参照此方法诊治。

【诊断要点】

（1）关节及筋骨肌肉酸痛、麻木、重着、肿大、伸屈不利，甚则关节变形，行走困难。

（2）痹病中的热证患者，伴有怕风，发热，口渴，烦闷，舌质红，舌苔黄，口唇红干，舌下脉络粗胀、色青紫。

（3）痹病中的寒证和虚证患者，伴怕冷，喜近温暖，常穿厚衣，口不渴，尿清白而量多，舌淡，苔白，脉细无力。

（4）壮医目诊：双眼白睛遍布网状血脉，粗细不均，或者右眼8点或左眼4点下肢反应区血脉增粗、曲张或怒张、螺旋状，向心、向左右两侧延伸甚至离断，脉络中间或可见深黑瘀点或瘀斑，脉络色鲜红或深红。

（5）实验室检查有助于病因诊断。

【选穴】

主穴：大椎穴、身柱穴、膈俞穴、命门穴、足三里穴、阴陵泉穴、阳陵泉穴、阿是穴。

加减：肩关节痛甚，加肩关穴、扁担穴、肩胛环穴、肩髃穴、肩髎穴、肩前穴；肘关节痛甚，加肘关穴、曲池穴、手三里穴、天井穴；腕关节痛甚，加腕关穴、阳池穴、合谷穴、外关穴；膝关节痛甚，加膝关穴、犊鼻穴、膝眼穴、委中穴；踝关节痛甚，加踝关穴、悬钟穴、丘墟穴、昆仑穴、太溪穴；腰关节痛甚，加腰俞穴、白环俞穴、关元俞穴、髋关穴、骶鞍环穴。

【疗程】 每日1次，10次为1个疗程。

【注意事项】

（1）注意精神调摄，应正确认识疾病，积极配合治疗。

（2）居室以通风、干燥、向阳、保持空气新鲜为宜。避免睡卧当风，汗出受邪。

（3）四肢功能丧失而长期卧床者，应经常变换体位，防止褥疮发生。

（4）饮食营养丰富，易于消化，少食辛辣刺激及生冷、滋腻之物。

（5）适当进行功能锻炼，活动关节，促进气血运行，改善局部营养状态，避免关节僵直挛缩和肌肉萎缩。

第二节　颈椎病

【病症概述】

颈椎病又称颈椎综合征，是指中老年人因颈椎及其间盆、组织等退行性病变而引起的系列症候群。主要表现为颈项疼痛或酸胀、僵硬、转动不利，疼痛常向上肩部放射，可伴有上肢麻木冰凉、屈伸不利、头昏耳鸣等。常因颈部活动而加重或减轻。部分症状可反复发作。

壮医认为，本病是由于外感风寒湿邪，阻滞经脉，以致气血阻闭不通，不通则痛，经脉失养则发生头昏头痛、上肢麻木等病症。

【诊断要点】

（1）颈、肩、臂、肩胛、背等部位疼痛，颈部不适感及活动受限并伴有头痛、头晕、心慌、耳鸣、失眠等。

（2）疼痛症状常于晨起、劳累、姿势不正及寒冷刺激后加剧。

（3）颈项部肌肉可有痉挛及明显的压痛。急性期过后常常感到颈肩部和上背部酸痛、颈部僵硬感等。

（4）壮医目诊：白睛12点部位脉络自上而下增粗、弯曲，颜色鲜红，脉络末端有瘀点。

（5）经筋摸结：在头部、颈部、肩背部、双上肢经筋区摸及痛性筋结点。

（6）颈部正位、侧位、斜位X线摄片，颈部CT、核磁共振等检查对诊断有帮助。

（7）由于受损部位不同以及压迫的区域有异，颈椎病可分为以下四种类型：

①神经根型：由于髓核的突出或脱出、骨质增生、黄韧带肥厚等改变对脊神经根造成刺激和压迫，临床表现为上肢无力、手指麻木、感觉异常等根性症状。

②脊髓型：由于压迫或刺激脊髓而出现脊性异常感觉、运动、反射障碍等症状，如下肢无力、抬步沉重感、跛行、腱反射亢进，甚至可出现痉挛性瘫痪、大小便失禁。

③椎动脉型：因为椎动脉受刺激、压迫，造成以椎—基底动脉供血不足为主要症状的症时候群，可产生偏头痛、耳鸣、眩晕、视力减退、猝倒等症状。

④交感神经型：因为颈部交感神经纤维受累，可出现恶心、心动过速等症状。该型往往与椎动脉型伴发。

以上四种类型，临床上以根神经型较为多见。

【选穴】

主穴：阿是穴、风池穴、大椎穴、天柱穴、肩中穴、颈龙脊穴、项棱穴、颈椎夹脊穴、扁担穴、肩胛环穴。

加减：上肢麻木，加曲池穴、外关穴、合谷穴；肩背疼痛，加肩髃穴、天宗穴、大抒穴；头晕眼花，失眠健忘，加发旋穴、旋环穴、眉心穴、百会穴、攒竹穴、三阴交穴。

【疗程】每日 1 次，10 次为 1 个疗程。

【注意事项】

（1）避免颈部过度劳累，避免长期伏案工作，注意颈部防寒保暖。

（2）注意适当进行颈部活动，加强颈部按摩。

（3）睡眠时保持正确姿势。

（4）练习爬行锻炼。爬行时，头向上抬，自然而然地帮助颈部由低屈状态进入后仰状态。多做运动，如打羽毛球、放风筝、游泳、做瑜伽等，但是少打乒乓球（低头动作多）。

（5）枕头要枕在颈部，而不只是枕后脑勺。枕头高度以 8 厘米左右为宜，以侧卧时和半肩差不多高为度。

第三节　肩周炎

【病症概述】

肩周炎即肩关节周围炎的简称，是指肩关节疼痛、活动功能受限的一种病症。本病起因为风寒湿邪毒侵袭筋络，气血运行不畅，龙路、火路闭阻，不通则痛；或年老肾虚，或劳累伤肾，精亏骨失所养而退化，压迫筋络，筋肉失养，发生疼痛；或跌仆闪挫，或持重拉伤，过度扭伤而使瘀血阻络，脉道不通，不通则痛。因多发生于半百老年人，故又称其为"五十肩"。

【诊断要点】

（1）多见于 50 岁左右的老年人。

（2）患肢肩关节疼痛，可牵扯至颈部、上臂，夜间尤甚。

（3）多发生在一侧肩关节，很少双肩关节同时发病。

（4）肩关节活动受限制，尤其是上举、后伸功能受限较严重，影响穿衣、梳头等日常生活。

（5）局部可有压痛，但一般肿胀不明显。

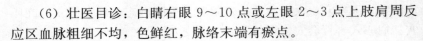

（6）壮医目诊：白睛右眼 9～10 点或左眼 2～3 点上肢肩周反应区血脉粗细不均，色鲜红，脉络末端有瘀点。

【选穴】

主穴：肩髃穴、肩前穴、肩贞穴、天宗穴、肩关穴、扁担穴、肩胛环穴、阿是穴。

加减：肩部疼痛较甚，加阳陵泉穴、肩髎穴、手三里穴；肩部活动障碍较甚，加手三里穴、曲池穴、合谷穴、大椎穴；患处寒冷，甚至有冷入骨髓感，加大椎穴、百会穴、合谷穴、足三里穴。

【疗程】每日 1 次，10 次为 1 个疗程。

【注意事项】

（1）患侧肩部应防寒保暖，避免受寒，帮助康复。

（2）患病初期，可提倡适当活动肩关节，但不能过度锻炼；病变中后期，鼓励肩关节进行功能锻炼，可做扩胸、双手在墙面做爬高动作等。注意循序渐进，勿操之过急。

（3）进食含当归、桂枝、鸡血藤等药物的药膳，有助于温通经络、活血化瘀，可减轻或消除关节疼痛。

第四节　腰腿痛

【病症概述】

腰腿痛主要是由于风毒、寒毒、湿毒、热毒等邪毒的入侵，停滞于腰腿骨肉之间；或劳累过度，身体虚弱，气血不足，气行不畅，导致龙路、火路运行受阻，天、地、人三气不能同步而发病，是以局部疼痛为主要表现的功能异常性病症。

西医学的腰肌纤维炎、强直性脊柱炎、腰椎骨质增生、腰椎间盘病变、腰肌劳损和坐骨神经痛等腰部病变，均可参照此方法诊治。

由内部脏器功能障碍或严重受阻甚至损坏引起的病症（如肾炎、慢性肾炎、肾盂肾炎、痛风性肾病、肾肿瘤、肾畸形等）而伴随的疼痛，不在此讨论的范畴。

【诊断要点】

（1）腰腿痛，反复发作。

（2）一侧或两侧腰骶部酸痛不适，时轻时重，缠绵不愈；劳累后加重，休息后减轻。

（3）一侧或两侧腰部轻度压痛，腰腿活动一般无明显障碍。

（4）病情加重时，患肢不能抬高，咳嗽、弯腰、下蹲时疼痛加重，局部有压痛点。

（5）壮医目诊：白睛（巩膜）12点脊椎腰背反应区、右眼8点或左眼4点下肢反应区血脉增粗、曲张或怒张、螺旋状，向心、向左右两侧延伸甚至离断，脉络中间或可见深黑瘀点或瘀斑，脉络色鲜红或深红；黑睛（虹膜）右眼6～7点或左眼5～6点色彩浓厚，颜色变暗，可见多条或单条黑线或白色同心环。

（6）血常规、尿常规、血沉等实验室检查，疼痛部位的X线摄片、B超、CT等检查，可排除器质性病变及恶性疾病者。

【选穴】

主穴：阿是穴、关元俞穴、大肠俞穴、骶鞍环穴、腰龙脊穴、骶龙脊穴、髋关穴、膝关穴、肾俞穴、环跳穴、秩边穴。

加减：臀部痛甚，加次髎穴、委中穴；大腿后侧痛为主，加承扶穴、殷门穴、委中穴；小腿外侧痛为主，加阳陵泉穴、悬钟穴、风市穴；腰腿酸软无力，加关元穴、中极穴、百会穴。

【疗程】 每日1～2次，10次为1个疗程。

【注意事项】

（1）注意休息和防寒保暖，防止病情加重。

（2）加强功能锻炼，可以活动关节，改善局部营养状态，避免关节僵直挛缩，防止肌肉萎缩。锻炼项目以易学、易坚持为宜，如简易太极拳中的几个动作、广播操等。注意适可而止，量力而行。

（3）调畅情志，以"既来之，则安之"的乐观精神，同疾病进行斗争。

（4）积极治疗原发病。

第五节　扭挫伤

【病症概述】

扭挫伤是指因扭挫、跌仆、撞击等外来暴力引起的肢体软组织损伤但无骨折、脱臼、皮肉破损的病症。临床表现为受伤处局部肿胀、疼痛，肌肤发红或青紫，关节屈伸不利，疼痛剧烈。陈旧伤者，肿胀消退，但局部仍有疼痛，肢体活动不同程度受限。

【诊断要点】

（1）扭伤后，受损关节肿痛，活动时加重，局部有瘀血斑。

（2）一般无全身症状。

（3）辅助检查：X线摄片无夺扼（骨折）征象。

【选穴】

主穴：阿是穴、膈俞穴、血海穴。

加减：肩部扭伤，加肩髃穴、肩髎穴、肩贞穴、肩中穴、肩关穴、扁担穴、肩胛环穴；肘部扭伤，加曲池穴、曲泽穴、小海穴、天井穴、肘关穴；腕部扭伤，加阳池穴、阳溪穴、阳谷穴、合谷穴、腕关穴；腰部扭伤，加肾俞穴、腰阳关穴、委中穴、大肠俞穴、髋关穴、骶鞍环穴；膝部扭伤，加膝眼穴、膝阳关穴、梁丘穴、阳陵泉穴、膝关穴；踝部扭伤，加解溪穴、昆仑穴、丘墟穴、照海穴、踝关穴。

【疗程】每日1～2次，5次为1个疗程。

【注意事项】

（1）受伤后马上用冷毛巾（浸过冰水更佳）敷于患处，可止血和防止患处进一步肿胀；受伤超过一天以上改用热毛巾敷患处，促进瘀血吸收，恢复功能。

（2）严重扭挫伤者，宜配合活血化瘀药内服；轻者，也应用外搽药水，使瘀血肿胀尽快消退。

（3）治疗期间，避免患部活动。

（4）抬高患肢，有利于血液回流，及时消肿。

第六节　痤疮（粉刺）

【病症概述】

痤疮俗名"粉刺"，是青春期常见的一种毛囊皮脂腺炎症。痤疮好发于青春期男女颜面、胸背等处，以丘疹如刺、挤之有白色米粒样粉浆为特征。

本病发生多为肺胃热毒上蒸于面，风热塞于气道，熏蒸肌肤；或过食辛辣油腻的食物，脾胃湿热蕴积，血热上蒸于面，蕴阻肌肤；或因冲任不调，肌肤疏泄功能失畅而发。

【诊断要点】

（1）多发于青年男女，以油性皮肤者多见。

（2）发病部位多在颜面、上胸及背部皮脂腺丰富处。

（3）皮损为丘疹样，轻度瘙痒，成熟后变白，挤之有白浆或细粉样物质。

（4）挤出白浆后，多慢慢吸收康复，也可留下色素沉着或形成脓疱。

【选穴】

主穴：合谷穴、曲池穴、大椎穴、肺俞穴、委中穴（膝弯穴）、梅花穴。

加减：便秘尿黄，加足三里穴、血海穴、里内庭穴；油性皮肤，大便黏滞不爽，加丰隆穴、足三里穴、三阴交穴；月经不调，加肝俞穴、期门穴、血海穴、行间里穴、下关元穴、里内庭穴。

【疗程】每日1～2次，5次为1个疗程。

【注意事项】

（1）舒畅情志，保持身心健康。

（2）常用硫黄皂温洗颜面及全身。

（3）局部勿滥涂有毒有害的外用药物。

（4）勿用手挤压患处，防止感染。

（5）少食油腻、辛辣及糖类食物，多食新鲜蔬菜和水果。

第七节　蝴蝶斑

【病症概述】

蝴蝶斑又称雀斑，好发于面颊部，有蝴蝶形、铜钱形及不定形。初发时颜色如尘垢或灰暗色，日久呈褐黑色，灰暗无华，与人体内分泌失调有关。

【诊断要点】

（1）幼年时即可发生，随年龄增长加重，青春期时最多。春、夏季明显，秋、冬季变淡，常有家族史。

（2）好发于面部，尤其鼻及两颧部，多对称分布。

（3）基本皮损为针尖至粟粒大小斑点，淡褐色、褐色和淡黑色，呈圆形或不规则形，少则几个，多至上百个，互不融合，光滑无鳞屑。

【选穴】

主穴：患处梅花穴、中极穴、下关元穴、足三里穴。

加减：皮损较多，加手三里穴、脾俞穴、肾俞穴、肝俞穴；烦躁失眠，头昏脑涨，加期门穴、行间穴、太冲穴、心俞穴。

【疗程】每日 1～2 次，15 次为 1 个疗程。

【注意事项】

（1）多食蔬菜、水果等富含维生素的食物，保持大便通畅。

（2）保持面部清洁，不要乱用化妆品。

（3）保持乐观情绪，有利于病情稳定。

（4）做好防晒工作，外出时涂高质量的防晒霜。

第八节　风疹（风团）

【病症概述】

风疹民间俗称"风团"，是指皮肤瘙痒出现成片或成块的风团状皮疹，是常见的过敏性皮肤病，属现代医学的荨麻疹。风疹主要是风邪乘虚侵袭体表，遏阻于肌肤而成。

现代医学认为，风疹是由于过敏体质者接触各种过敏气味、食物、污垢、昆虫、植物等刺激引起皮肤真皮表面血管炎性病变、出血和水肿所致。

【诊断要点】

（1）皮肤突然发痒，继而出现扁平的高出皮肤的瘙痒性风团，色红或色白，大小及形态不一，边界清楚，伴有痒感，夜间加重。

（2）风团此起彼伏，迅速发生，消退后一般不留瘢痕。

（3）若单纯在眼睑、口唇、阴部等组织疏松处发生浮肿，边缘不清，而无其他皮疹者，称为游风，多在 2～3 日之后消退。

（4）可伴恶心、呕吐、心跳加快、头痛、腹泻、腹痛、发热，严重者可出现哮喘、呼吸困难等。

【选穴】

主穴：阿是穴、长子穴、三阴交穴、曲池穴、足三里穴、手三里穴、血海穴、局部梅花穴。

加减：上半身瘙痒为主，加风池穴、大椎穴、合谷穴；下半身瘙痒为主，加委中穴、阴陵泉穴；反复发作，久病难愈，加关元穴、气海穴、百会穴、脾俞穴。

【疗程】每日 1～2 次，5 次为 1 个疗程。

【注意事项】

（1）避免进食鱼虾类和含有人工色素、防腐剂、酵母菌等的罐头、腌腊食品、饮料等。

（2）保持室内外的清洁卫生，避免吸入花粉、粉尘等。家中不养猫、狗之类的宠物。

（3）生活规律，适当运动，增强体质，可减少发病机会。

（4）喝酒、受热、情绪激动、用力等都会加重皮肤血管扩张，激发或加重症状，应当尽量避免。

（5）冷性荨麻疹的人不要去海水浴场，也不能洗冷水浴，冬季要注意保暖。

（6）积极治疗有可能诱发风疹的疾病，如肠道蛔虫病、蛲虫病、龋齿、扁桃体炎、中耳炎、鼻窦炎、癣病等。

（7）保持健康心态，提高身体抵抗力。

第九节　带状疱疹

【病症概述】

带状疱疹，俗称缠腰火丹、腰带疮等，是由带状疱疹病毒感染所引起的一种急性疱疹性皮肤病。壮医认为，该病是由于感受疫毒、热毒，郁结于内，久而化火，串至腰背和胸胁部，影响局部龙路、火路的畅通，导致身体一侧局部疱疹成带，疼痛剧烈。

【诊断要点】

（1）皮损多为绿豆大小的水疱，簇集成群，疱壁较紧张，基底色红，常单侧分布，排列成带状。严重者，皮损可表现为出血性，或可见坏疽性损害。皮损发于头面部者，病情往往较重。

（2）皮疹出现前，常先有皮肤刺痛或灼热感，可伴有周身轻度不适、发热。

（3）自觉疼痛明显，可有难以忍受的剧痛或皮疹消退后遗留疼痛。

【选穴】

主穴：局部梅花穴、胁行穴、大椎穴、肺俞穴、曲池穴、合谷穴、血海穴。

加减：局部疼痛剧烈难忍，加期门穴、太冲穴、列缺穴；局部酸痛，潮热盗汗，加三阴交穴、足三里穴、阴陵泉穴、中极穴。

【疗程】 每日 1～2 次，5 次为 1 个疗程。

【注意事项】

（1）不要饮酒、抽烟。

（2）多吃富含维生素、蛋白质的食物，如新鲜蔬菜、水果及牛奶、鸡蛋等。

（3）不吃或少吃油炸、烧烤、辛辣上火的食物。

（4）喝温开水。

第十节　湿疹

【病症概述】

湿疹是指以瘙痒、糜烂、渗液为主症的皮肤疾患。本病发生多因风、湿、热邪毒留于肌肤所致。现代医学认为该病是因过敏而发生的变态反应。

湿疹可发于全身各部位，以四肢多见，常呈对称性发作。患部瘙痒，呈弥漫性潮红、胀肿、丘疹、水疱，搔之糜烂流水、渗液、结痂，然后脱屑而渐愈。皮疹消退后，不留永久性的瘢痕，常反复发作。

【诊断要点】

（1）急性湿疹：皮损呈多形性，如潮红、丘疹、水疱、糜烂、渗出、痂皮、脱屑，常数种形态同时存在。起病急，自觉灼热，剧烈瘙痒。皮损常对称分布，以头部、面部、四肢远端、阴囊等处多见，可泛发全身。可发展成亚急性湿疹或慢性湿疹，时轻时重，反复不愈。

（2）亚急性湿疹：皮损渗出较少，以丘疹、丘疱疹、结痂、鳞屑为主，有轻度糜烂面，颜色较暗红，也可见轻度浸润，剧烈瘙痒。

（3）慢性湿疹：多局限于某一部位，境界清楚，有明显的肥厚浸润，表面粗糙，或呈苔藓样变，颜色褐红或褐色，常伴有丘疱疹、痂皮、抓痕，倾向湿润变化，常反复发作，时轻时重，有阵发性瘙痒。

【选穴】

主穴：长子穴、肺俞穴、大椎穴、曲池穴、血海穴。

加减：急性湿疹，加膈俞穴、太冲穴、昆仑穴；亚急性湿疹，加身柱穴、膈俞穴、委中穴；慢性湿疹，加风门穴、膈俞穴、三阴交穴、足三里穴。

【疗程】每日 1～2 次，5 次为 1 个疗程。

【注意事项】

（1）寻找病因，隔绝致敏源，避免再接触。

（2）禁食酒类及易过敏、辛辣刺激性食物，如鱼虾、辣椒等。

（3）避免过度疲劳和精神过度紧张。

（4）注意皮肤卫生，不用热水烫洗皮肤，不外用刺激性止痒药。

（5）积极治疗全身性疾病和慢性疾病，后者往往是引发顽固性湿疹的原因。

第十一节　白癜风

【病症概述】

白癜风为后天性色素脱失的皮肤病，多发于青中年人。主要表现是皮肤上出现大小不等的乳白色斑块。皮损与正常肤色分界明显，斑内毛发变白，部分白斑中央有褐色斑疹或淡红色丘疹，无痒痛感。

【诊断要点】

（1）后天发病，原因不明的色素脱失斑。白斑常呈乳白色，大小和形态不一，其上毛发可正常或变白。

（2）皮疹分布有局限型、泛发型、散发型、肢端型等类型。

（3）病程缓慢，无明显的自觉症状。

（4）排除其他原因导致的色素减退或脱失造成的白斑。

【选穴】

主穴：患处莲花穴、手三里穴、足三里穴。

加减：气血不足，头晕眼花，加脾俞穴、膈俞穴、胃俞穴；便秘腹胀，舌红苔黄，加血海穴、期门穴、太冲穴、阴陵泉穴、里内庭穴。

【疗程】 每日 1～2 次，5 次为 1 个疗程。

【注意事项】

（1）适当进行日光浴。

（2）避免滥用化学药物外搽。

（3）多食富含维生素 B、维生素 E 等的食物，如动物肝肾、龙眼、核桃、大枣等，有利于病情稳定。

第十二节 扁平疣

【病症概述】

扁平疣又称扁瘊，是人乳头瘤病毒感染引起的常见多发性皮肤病，多见于青年男女，尤以青春期为多。

壮医认为，该病的起因主要是人体感受湿毒、热毒，毒邪瘀阻于皮肤之内，向外透发而成。

【诊断要点】

（1）皮损处呈米粒至高粱粒大小扁平丘疹，表面光滑，孤立散在，淡黄褐色或正常皮肤色，或微痒。

（2）多发于暴露部位，如面部、手背。

（3）有自家接种的特点。

（4）好发于青少年。

（5）组织病理检查：表皮棘层肥厚，乳头瘤样增生和角化过度，伴角化不全。棘层上部和颗粒层有空泡化细胞，核深染，嗜碱性。

【选穴】

主穴：行间穴、太冲穴、养老穴、外关穴、丘墟穴、外踝点穴、梅花穴、母疣。

加减：皮损较多，轻度瘙痒，加合谷穴、阳池穴、阴陵泉穴；发生在头面部，加太阳穴、百会穴、天池穴；发生在胸腹部，加大椎穴、膻中穴、上脘穴；发生在上肢，加列缺穴、手三里穴；发生在下肢，加阳陵泉穴、昆仑穴、委中穴。

【疗程】每日 1～2 次，5 次为 1 个疗程。

【注意事项】

（1）保持愉快心情，加强身体锻炼，可帮助尽快康复。

（2）多吃蔬菜、水果，补充多种维生素。

（3）忌烟酒以及辛辣刺激性食物。

（4）对疣体，不宜搔抓，以免自身接种传播。

（5）其他皮肤疣类疾病，如寻常疣、跖疣（鸡眼）、尖锐湿疣等，也可采用上述方法治疗。

第十三节　斑秃

【病症概述】

斑秃是指头发突然出现大小不等的圆形或不规则形脱落的一种病症。本病是一种局限性脱发，脱发处大小不等，呈圆形或椭圆形，患处头皮光亮，无炎症现象，毛孔边界清楚，可无自觉症状。

该病病因与自身免疫、遗传、精神因素有关。精神刺激和工作压力大常常是该病诱发和加重的原因。

【诊断要点】

（1）可发生于任何年龄，以青壮年多见。

（2）常在过度劳累、睡眠不足或受到精神刺激后发生。

（3）起病突然，多在无意中发现头发脱落，脱落处呈圆形或不规则形，小如指甲，大如钱币或更大，数目不等。

（4）皮肤光滑而亮，无渗液，无压痛，境界清楚，毛囊口清楚可见，或有纤细短发存在。

（5）脱发区边缘的头发常松动易拔，拔出的头发呈上粗下细状。

（6）多无自觉症状，或有轻度瘙痒，可伴头晕、眼花、心烦、失眠等。

（7）病程缓慢，多长期静止不变，有自愈倾向，但很易再度发生斑秃性脱发。

【选穴】

主穴：阿是穴、百会穴、风池穴、膈俞穴、曲池穴。

加减：面红目赤，尿黄便秘，皮损轻度瘙痒，加太冲穴、肝俞穴、丰隆穴、足三里穴；体质虚弱，短气无力，加肾俞穴、脾俞穴、足三里穴；头晕耳鸣，失眠多梦，加肝俞穴、肾俞穴、关元穴、三阴交穴。

【疗程】每日 1～2 次，10 次为 1 个疗程。

【注意事项】

（1）劳逸结合，保持良好睡眠，心情舒畅。

（2）注意饮食结构，多食新鲜蔬菜和水果，少吃油腻食物，少饮浓茶、浓咖啡，戒烟戒酒。

（3）注意头发卫生，洗头时不宜水温太烫。

（4）经常用生姜切片涂搽患处，有助于毛发生长。

第十四节　银屑病

【病症概述】

银屑病是一种常见的慢性、顽固、易复发皮肤顽疾，其特征是在红斑上反复出现多层银白色干燥鳞屑，出现大小不等的丘疹、红斑，表面覆盖着银白色鳞屑，边界清楚，银白色鳞屑剥脱后会有出血点。好发于头皮、四肢伸侧及背部。银屑病一般不会危及生命，但对身体健康和身心健康有直接的影响。

【诊断要点】

（1）根据临床表现不同，银屑病分为寻常型、脓疱型、关节型、红皮型四型，以寻常型最为常见。

寻常型银屑病：皮损初期为红色丘疹或斑丘疹，粟粒至绿豆大小，以后可逐渐扩大融合成红色斑片，境界清楚，基底浸润明显，皮损表面覆有多层银白色鳞屑，易刮除。去除表面鳞屑可见一层淡红色发亮薄膜，再刮除薄膜，出现筛状小出血点，称为"点状出血现象"。白色鳞屑、发亮薄膜和点状出血是本病的临床特征。

（2）脓疱型银屑病、关节型银屑病和红皮型银屑病在临床上较为少见。

（3）银屑病病程长，易反复发作，可持续 10 多年或几十年。大部分患者冬季加重或复发，春夏季节则减轻或消失。

（4）实验室检查一般无特异性指征。组织病理检查显示，表皮角化不全、棘层肥厚等。

【选穴】

主穴：长子穴、梅花穴、葵花穴、血海穴、三阴交穴、太冲穴、大椎穴、身柱穴、陶道穴、足三里穴、阴陵泉穴、膈俞穴。

加减：皮疹鲜红，瘙痒疼痛，加行间穴、期门穴、曲池穴、解溪穴；皮损淡红，干燥皲裂，加肾俞穴、地机穴；皮损较厚，反复发作，加肝俞穴、心俞穴、厥阴俞穴、昆仑穴。

【疗程】每日 1～2 次，10 次为 1 个疗程。

【注意事项】

（1）皮损较厚、反复发作者，使用大号线重手法，效果更好。

（2）忌食辛辣刺激性食物。

（3）控制脂肪的摄入量，注重摄入富含维生素的蔬菜和瓜果。

（4）急性期忌热水洗浴。

（5）勿用对皮肤刺激性较强的外用药物。

第三章　常见妇科疾病

第一节　痛经

【病症概述】

成年妇女行经期间小腹或腰骶部疼痛，称之为痛经。

壮医认为该病由身体虚弱，形寒受冷，寒湿诸邪毒客留小腹，或七情所伤，气血滞留胞宫所致，常伴有面色苍白、神疲纳呆、形寒怕冷等症状。

现代医学认为，痛经主要是由子宫内膜异位症、盆腔炎症、子宫颈狭窄阻塞、子宫内膜增厚、子宫前倾或后倾等引起。

【诊断要点】

（1）痛经多在初潮后数月即开始，多发生在未婚、未产妇女，常常在婚后或一次足月分娩后痛经显著好转。

（2）疼痛多在经前一天，或经前数小时腹痛，经期加重。疼痛多为阵发性，下腹部绞痛或坠痛。膜样痛经病人当排出大快脱落的子宫内膜时，疼痛剧烈，一旦排出后，疼痛迅速减轻。疼痛剧烈者，可出现面色苍白，出冷汗，四肢厥冷，甚至休克。

（3）可伴恶心、呕吐、下腹坠胀和腹泻等。

（4）B超、腹腔镜、宫腔镜、子宫输卵管碘油造影、宫颈口探测等检查，可排除器质性疾病。

【选穴】

主穴：气海穴、合谷穴、三阴交穴、太冲穴、独阴穴、下关元穴、脐环穴、脐行穴。

加减：乳房胀痛，加乳行穴、归来穴、期门穴、膻中穴；腹痛剧烈，加次髎穴、承山穴、中极穴；腹痛喜按，加脾俞穴、神阙穴、足三里穴；腰背疼痛，加肾俞穴、承山穴、关元穴、骶骶环穴。

【疗程】每日 1～2 次，5 次为 1 个疗程。于月经前 5 天开始施灸，灸至月经来潮，连灸 3 个疗程。

【注意事项】

(1) 注意经期卫生，避免精神刺激，注意防寒保暖。

(2) 肢冷腹痛时，可热敷小腹部。

(3) 如痛经由生殖系统器质性病变引起者，应进行病因综合治疗。

第二节　闭经

【病症概述】

成年女子年龄超过 18 岁仍未见月经来潮，或已来月经后又连续中断 3 个月以上者，称为闭经。可伴有体格发育不良、肥胖、多毛等症状。主要由子宫发育不良、卵巢发育不良、垂体功能减退、结核病和精神创伤等引起。

【诊断要点】

(1) 月经渐少，闭经不行。

(2) 年龄逾 18 周岁女子而月经尚未初潮者，为原发性闭经。

(3) 女子已行经而又中断 3 个月以上者，为继发性闭经。

(4) 须排除妊娠期、哺乳期、绝经期等生理性停经。

【选穴】

主穴：里内庭穴、独阴穴、中极穴、血海穴、三阴交穴、合谷穴、太冲穴、丰隆穴。

加减：腰膝酸软，头晕耳鸣，加肾俞穴、脾俞穴、足三里穴、关元穴；烦躁不舒，胸闷叹息，加头维穴、发旋穴、旋环穴、肝俞穴、行间穴、天突穴、膻中穴；素体虚弱，气血不足，加长强穴、肝俞穴、脾俞穴、肾俞穴。

【疗程】每日 1～2 次，5 次为 1 个疗程。

【注意事项】

（1）调整饮食习惯，不挑食、不偏食，多吃一些高蛋白、高维生素的食物，如蛋类、牛奶、瘦肉、鱼类、牡蛎、虾、蔬菜、水果，保证营养。

（2）积极治疗全身的急慢性疾病，特别是胃肠道疾病、贫血及结核病等，促进消化吸收，减少体能消耗。

（3）保持心情舒畅，避免精神紧张与不良刺激，以免气血紊乱，影响月经的正常来潮。

（4）适当参加体育锻炼和体力劳动，增强体质，保证气血正常运行。

（5）肥胖者还应控制饮食，少吃甜食及含脂肪类丰富的食物，并采取各种有效措施减肥。

第三节　崩漏

【病症概述】

崩漏是指妇女在非经期出现阴道出血的病症。其中病情急、出血量大的叫作"崩"，病情缓、出血量少、淋漓不断的叫作"漏"，二者可相互转化，故统称为"崩漏"，以阴道大量出血或持续出血淋漓不断为特征。

本病类似现代医学中的"子宫功能性出血"。

【诊断要点】

（1）非经期而出现的阴道大量出血或持续出血淋漓不断。

（2）必须具备月经的周期、经期及经量的严重紊乱才能诊断本病，即指狭义崩漏。

（3）与月经过多、月经先期、月经先后无定期、月经过少、经期延长和月经中期出血等月经失调进行鉴别，主要从月经的周期、经期和经量的特点进行鉴别。

（4）如发现漏下不止，有时腹痛，有时无腹痛，须与胎漏鉴别。胎漏者也有月经后期，伴阴道少量滴血或流血，有的有恶心

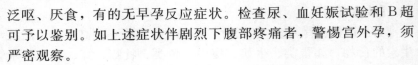

泛呕、厌食，有的无早孕反应症状。检查尿、血妊娠试验和 B 超可予以鉴别。如上述症状伴剧烈下腹部疼痛者，警惕宫外孕，须严密观察。

【选穴】

主穴：独阴穴、上长强穴、子宫穴、气海穴、血海穴、三阴交穴。

加减：血量较多，加百会穴、阴陵泉穴、隐白穴；淋漓不断，加中极穴、脾俞穴、膈俞穴；身倦无力，加关元穴、百会穴、足三里穴；腰酸腿软，加肾俞穴、腰俞穴、太溪穴。

【疗程】 每日 1～2 次，5 次为 1 个疗程。

【注意事项】

(1) 大量出血时，应采取中西医综合抢救措施。

(2) 绝经后若出现反复出血，需排除妇科器质性病变。

(3) 经期注意防寒保暖。

(4) 注意精神护理，避免心理波动。

第四节　带下病

【病症概述】

正常带下是阴道内流出一种无色、黏稠、无臭液体，其量不多。若带下量明显增多，色、质、气味异常或伴全身、局部疼痛症状者，称带下病。

现代医学认为，引起白带增多的原因较多，常见的如急性盆腔炎、慢性盆腔炎、子宫颈炎、阴道炎等均可引发带下病。

【诊断要点】

(1) 妇女阴道内流出的带下量多，绵绵不断，色、质、气味异常，或伴有全身症状者，可诊断为该病。

(2) 赤带与经间期出血、经漏有别。赤带，带下色赤，与月经周期无关；经间期出血常发生在月经周期的中间，有周期性；经漏为月经点滴而出，淋漓不尽。

（3）脓浊带下质黏如脓样，且有臭味，为热毒损伤任、带二脉血气所致，但与阴疮排出的脓液有别。阴疮则为妇人阴部生疮，初起阴部一侧或双侧肿胀疼痛，继则化脓溃疡，脓液量多，臭秽而稠，两者可通过妇科检查而鉴别。

（4）带下如五色夹杂，如脓似血，奇臭难闻，当警惕癌变，应进一步检查以明确诊断。

【选穴】

主穴：脐环穴、下关元穴、气海穴、带脉穴、次髎穴、三阴交穴。

加减：白带清稀，腰酸腿软，加关元穴、脾俞穴、命门穴、足三里穴；带下稠黄，局部瘙痒，加阴陵泉穴、行间穴、太冲穴、中极穴。

【疗程】每日1～2次，5次为1个疗程。

【注意事项】

（1）注意局部卫生，避免感染。

（2）避免性乱，保护自己。

（3）禁食辛辣刺激性食物。

第五节　妊娠呕吐

【病症概述】

妊娠后出现恶心呕吐、头晕厌食，或食入即吐，甚至闻食即吐等症状，称为妊娠呕吐。妊娠早期，大多数孕妇会出现恶心嗜酸、择食，或晨间偶有呕吐痰涎的正常反应，怀孕3个月后即可逐渐消失；而严重者呕吐频发，闻食即吐，不敢进食，甚至出现脱水、发烧、血压降低等全身症状，需要治疗。

【诊断要点】

（1）呕吐厌食或食入即吐发生于妊娠早期的3个月内。

（2）早期全身症状不明显，呕吐日久，可伴体重减轻，皮肤黏膜干燥，精神萎靡等现象。

（3）注意排除肝炎、胃炎、急性胰腺炎、急性胆囊炎、阑尾炎等引起的呕吐；严重呕吐者，注意进行妇科检查及 B 超检查，排除葡萄胎；注意防止尿酮体监测酸中毒。

【选穴】

主穴：脐行穴、乳行穴、止吐穴、天突穴、中脘穴、足三里穴。

加减：呕吐严重，加内关穴、膈俞穴；呕吐日久，气血不足，头晕眼花，加脾俞穴、胃俞穴、血海穴。

【疗程】 每日 1～2 次，5 次为 1 个疗程。

【注意事项】

（1）饮食以清淡为主，少食油腻、辛辣、腥臭的食物，避免异味刺激。

（2）少食多餐。食入即吐时，可少量多次进食粥汤以养胃气。

（3）注意自我心理调节，保持心情舒畅，避免刺激。

第六节　产后缺乳

【病症概述】

产后缺乳是指产后没有乳汁分泌或分泌量少，不能满足喂哺婴儿需要的病症。

该病发生多由于体质虚弱，或分娩时失血过多，或摄入养分不足导致营血不足而引起；亦有因产后情志不遂致肝郁气滞，乳汁运行不畅所致。

【诊断要点】

（1）产后排出乳汁量少，甚至全无，不能满足婴儿的吮乳要求。

（2）乳房松软，不胀不痛，挤压乳汁点滴而出，质稀，或乳房丰满乳腺成块，挤压乳汁疼痛难出，质稠。

（3）排除因乳头凹陷和乳头皲裂造成的乳汁壅积不通，哺乳困难，以及乳腺炎、先天乳腺发育不良、乳房手术史所引起的缺乳症。

【选穴】

主穴：乳根穴、膻中穴、足三里穴、少泽穴。

加减：乳房胀痛，乳汁不下，加乳行穴、期门穴、太冲穴、手三里穴；乳房松软，面色不华，加气海穴、脾俞穴、肝俞穴。

【疗程】每日1～2次，5次为1个疗程。

【注意事项】

（1）养成良好的哺乳习惯，按需哺乳，勤哺乳，一侧乳房吸空后再吸另一侧。若乳儿未吸空，应将多余乳汁挤出。

（2）注意补充营养和休息。要保证睡眠时间和均衡营养，勿滋腻太过。少食多餐，多食新鲜蔬菜、水果，多饮汤水，多食催乳食品，如花生、黄花菜、木耳、香菇等。

（3）保持乐观、舒畅的心情，避免过度的精神刺激以致乳汁泌泄发生异常。

（4）经常按摩乳房，促进乳汁分泌。

（5）争取早期治疗。一旦确定乳汁较少，要及早治疗，产后15日内治疗效果较好。

第七节　不孕症

【病症概述】

不孕症是指婚后夫妻正常同居3年以上未避孕而未受孕者，也称为原发性不孕。如曾生育或流产后3年以上，同居未避孕而不再受孕者，称继发性不孕。

壮医认为不孕与肾气不足、气血胞脉虚弱或阻滞不通有关。

现代医学认为，女性卵巢内分泌及卵子生成障碍，或生殖器官畸形，阻碍精子与卵子结合或妨碍卵子着床等均可造成不孕症。

【诊断要点】

（1）结婚后有正常性生活一年以上，配偶生殖功能正常，未采取任何避孕措施而不受孕，称为原发性不孕。

（2）曾有孕产史，继又间隔一年以上，有正常性生活，不避孕而未怀孕者，称为继发性不孕。

（3）妇科常规检查可排除先天性生理缺陷和畸形。妇科常规检查、B超或彩超、阴道镜检查、阴道细胞学检查、输卵管畅通试验、性激素水平检测、生殖免疫检查等，有助于病因诊断。

【选穴】

主穴：脐环穴、脐行穴、关元穴、下关元穴、肾俞穴、中极穴、子宫穴、足三里穴、三阴交穴。

加减：月经量少，头晕眼花，加气海穴、血海穴、膈俞穴；经夹瘀块，小腹胀痛，加气冲穴、胞门穴、次髎穴；乳房胀痛，烦躁不安，加乳行穴、内关穴、太冲穴、期门穴；形体肥胖，舌苔厚腻，加丰隆穴、阳陵泉穴、阴陵泉穴。

【疗程】每日1～2次，10次为1个疗程。

【注意事项】

（1）查明不孕原因，可接受药物、技法、手术等综合治疗。

（2）调畅情志，不可急躁。尤其是配偶没有毛病的一方，更要体谅。

（3）坚持治疗，不可操之过急。

第八节　乳房胀痛

【病症概述】

正常情况下少女在10岁左右乳房开始发育。在发育过程中，乳房变得敏感，可有轻微胀痛感，如果受到外力的压迫，疼痛感会加重。乳房的疼痛严格意义上来讲分为两大类：一类是月经期前的一种正常的生理疼痛，一般在月经期过后就会好转，并且不会有肿块等情况的出现；另外一类则是病变性的疼痛，这类疾病的患者因为不同的病变，疼痛的严重程度会有不同。

无论是生理性的乳房疼痛，还是病理性的乳房疼痛，用药线点灸治疗都有较好的止痛效果。

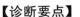

【诊断要点】

（1）乳房隐痛、胀痛或刺痛，反复发作。

（2）疼痛可放射到腋下、肩部及上肢。

（3）检查时一般有触痛，无肿块或肿块在月经期后消失。

（4）排除乳腺痈疮、乳腺结核或乳腺癌引起的乳房疼痛。

【选穴】

主穴：膻中穴、天宗穴、肩井穴、乳行穴、胁行穴、脐环穴。

加减：疼痛较甚，加期门穴、阳陵泉穴、内关穴；身体虚弱、头晕眼花，加足三里穴、膈俞穴、关元穴、血海穴、发旋穴、旋环穴、眉心穴、食魁穴、中魁穴、无魁穴。

【疗程】每日1～2次，5次为1个疗程。

【注意事项】

（1）宜进食低脂肪高纤维的食物，如谷类（全麦）、蔬菜及豆类。

（2）宜清淡饮食。因为高钠（高盐）食物易使乳房胀大，月经来前的7～10天尤应注意。

（3）穿稳固的胸罩，防止乳房下垂。

（4）经常轻轻按摩乳房，使过量的体液再回到淋巴系统。

（5）远离烟酒及咖啡。即使是浓茶，也要避免常饮。

（6）疼痛剧烈时，可用热毛巾外敷乳房。

（7）增加运动量，防止肥胖，有助于缓解乳房肿痛。

第九节　乳腺增生病

【病症概述】

乳腺增生病又叫乳腺增生症，是正常乳腺小叶生理性增生与复旧不全，乳腺正常结构出现紊乱，属于病理性增生，是既非炎症又非肿瘤的一类病。多发于25～55岁女性，近些年来该病的发病率呈逐年上升的趋势，年龄也越来越低龄化。

乳腺增生病是乳腺的常见良性病变，绝大多数小叶增生与体内内分泌平衡失调有关。一些病人有乳房胀痛、刺痛或隐痛等感觉，与月经周期有关，可扪及片状、颗粒状或结节状肿块，质韧，可行乳房 B 超或 X 线腺片鉴别诊断。

【诊断要点】

（1）乳房胀痛，常见为单侧或双侧乳房胀痛或触痛。大多数患者具有周期性疼痛的特点，月经前期发生或加重，月经后减轻或消失。

（2）乳房肿块，常为多发性、单侧性或双侧性，以外上象限多见，且大小、质地亦常随月经呈周期性变化，月经前期肿块增大，质地较硬，月经后肿块缩小，质韧而不硬。扪查时可触及肿块呈结节状，大小不一，与周围组织界限不清，多有触痛，与皮肤和深部组织无粘连，可被推动，腋窝淋巴结不肿大。

（3）病程长，发展缓慢，有时可有乳头溢液表现。

（4）部分患者可兼见月经前后不定期，量少或色淡，痛经。

（5）患者常感情志不畅或心烦易怒，每遇生气、精神紧张和劳累后加重。

（6）壮医目诊：白睛右眼 9 点或左眼 3 点胸胁反应区血脉粗细不均，色淡红，多见如瘀血凝集成片状的青紫雾斑，颜色暗淡，无明显血管与之连缀；黑睛相同反应区色彩浓厚，颜色变暗。

（7）乳房 B 超检查或钼靶 X 线片检查，可排除乳腺纤维腺瘤、乳腺癌等。

【选穴】

主穴：乳根穴、屋翳穴、太冲穴、膻中穴、独阴穴、乳行穴、脐内环穴、莲花穴。

加减：乳房胀痛，烦躁不安，加期门穴、公孙穴、手五里穴；月经不调，失眠健忘，加三阴交穴、阴谷穴、关元穴、肾俞穴、带脉穴；体弱消瘦，纳食减少，加脾俞穴、胃俞穴、三焦俞穴、中脘穴、足三里穴。

【疗程】每日 1～2 次，5 次为 1 个疗程。

【注意事项】

（1）保持舒畅的心情、乐观的情绪。

（2）改变饮食结构，防止肥胖，少吃油炸食品、动物脂肪、甜食，多吃蔬菜、水果和粗粮。

（3）生活规律，劳逸结合，保持和谐的性生活。

（4）适当运动，防止肥胖，提高免疫力。

（5）禁止滥用避孕药及含雌激素的美容用品和食品。

（6）避免人流，坚持哺乳，能防患于未然。

第十节　慢性盆腔炎

【病症概述】

盆腔炎是指女性上生殖道及其周围组织的炎症，主要包括子宫内膜炎、输卵管炎、输卵管卵巢脓肿、盆腔腹膜炎等，最常见的是输卵管炎、输卵管卵巢炎。按其发病过程、临床表现可分为急性盆腔炎与慢性盆腔炎两种，以慢性盆腔炎为多见。患者多为性活跃期、有月经的妇女，以下腹部疼痛、肿块为主要临床表现，急性盆腔炎可伴发热、寒战。

盆腔炎主要是由产后或流产后感染、经期卫生不良而感染以及邻近器官的炎症直接蔓延所致。

本节重点论述慢性盆腔炎的药线点灸治疗。

【诊断要点】

（1）下腹坠痛。慢性炎症形成的瘢痕粘连以及盆腔充血，常引起下腹部坠胀、疼痛及腰骶部酸痛，劳累、性交后及月经前后加剧。

（2）月经失调，表现为月经稀少或闭经。

（3）不孕。

（4）全身症状多不明显，可有低热、易疲倦以及精神不振、周身不适、失眠等症状。

（5）壮医目诊：白睛左眼、右眼6点生殖器反应区见血脉呈根部细小，向心弯曲，末端圆大状如蝌蚪，色鲜红、深红，可有瘀点；黑睛生殖器反应区色彩浓厚，颜色变暗。

（6）宫颈口、后穹隆穿刺或腹腔镜取分泌物做细菌涂片及培养检查，以及局部 B 超声波检查，可了解炎症的性质及有无包块。

【选穴】

主穴：脐环穴、中极穴、关元穴、下关元穴、水道穴、归来穴、带脉穴、痞根穴、足三里穴、三阴交穴。

加减：发热，腹痛，白带黄黏，加曲池穴、合谷穴、大椎穴、期门穴、太冲穴；下腹有肿块，不孕不育，加血海穴、丰隆穴、膈俞穴、肾俞穴、命门穴；腰痛绵绵，头晕眼花，加肾俞穴、脾俞穴、肝俞穴、气海穴。

【疗程】 每日 1～2 次，10 次为 1 个疗程。

【注意事项】

（1）遵守医嘱，积极配合治疗。

（2）不过于劳累，劳逸结合，节制房事。

（3）保持身体干燥，汗出后及时更换衣裤，避免吹空调或直吹对流风。

（4）要注意观察白带的量、质、色、味。白带量多、色黄质稠、有臭秽味者，说明病情较重。如白带由黄转白（或浅黄），量由多变少，味趋于正常（微酸味），说明病情有所好转。

（5）勿私下乱服抗生素，长期服用会出现阴道内菌群紊乱，引起霉菌性阴道炎和其他感染。

（6）加强补充营养，清淡饮食。

（7）白带色黄、量多、质稠的患者属湿热证，忌食煎烤、油腻、辛辣之物。

（8）小腹冷痛、怕凉、腰酸痛的患者，属寒凝气滞型，在饮食上可给予姜汤、红糖水、龙眼肉等温热性食物。

（9）做好避孕工作，尽量减少人工流产术的创伤。

第四章 常见儿科疾病

第一节 小儿发热

【病症概述】

小儿发热是指小儿体温高出正常标准，是儿科临床上最为常见的症状之一。发病原因多为外感风毒、热毒。

小儿发热，以西医学的上呼吸道感染最为多见。其他疾病，如结核病、肿瘤、血液病、慢性感染性疾病引起的发热，也可参照此方法诊治。

【诊断要点】

(1) 体温高于正常值。小儿正常体温，腋下是 36～37 ℃，舌下是 36～37.3 ℃，肛门直肠是 36.2～37.3 ℃。一般超过37.5 ℃（腋温），可认为是发热。

(2) 可伴有咳嗽、怕冷、流涕、鼻塞、咽喉肿痛等症状。

(3) 血常规、中性粒细胞比例、血液细菌培养及药敏、病毒分离和鉴别等实验室检查，有助于病因诊断。

【选穴】

主穴：合谷穴、曲池穴、天柱穴、背八穴。

加减：高热不退，加十宣穴、太冲穴、隐白穴、十甲穴；高热抽搐，惊厥，加人工穴、百会穴、印堂穴、启闭穴；咽喉肿痛，难以进食，加天突穴、结顶穴。

【疗程】 每日 1～2 次，5 次为 1 个疗程。

【注意事项】

(1) 注意补充水分，可少量、多次地喂食温开水。

(2) 伴有食欲不振、腹胀、便秘时，宜少吃多餐，清淡饮食。

（3）秋冬季节，早晚气温变化大，要及时增添衣物，避免感受风寒，加重病情。

（4）可烹制一些有清热开胃功效的药膳，如荷叶粥、西瓜汁、芥菜粥等。

第二节　小儿咳嗽

【病症概述】

小儿咳嗽是由于风毒、热毒侵袭，阻于气道，以致气道不通，气冲于上，临床表现为以频繁咳嗽为主的病症。

西医学的小儿气管炎、支气管炎，以频繁咳嗽为主要表现时，可参照此方法诊治。

【诊断要点】

（1）频繁咳嗽，难以自止。

（2）可伴发热、食欲不振、呕吐、腹泻、腹痛等表现。

（3）血常规、肺部 X 线摄片、痰液细菌培养及药敏试验等检查，有助于病因诊断及鉴别诊断。

【选穴】

主穴：攒竹穴、水突穴、合谷穴、风门穴、肺腧穴、足三里穴、中府穴、天突穴、膻中穴、肺俞穴、列缺穴。

加减：咳嗽剧烈，有痰，发热，咽痛，加曲池穴、手三里穴；久病体虚，咳声低微，痰少而稀，加定喘穴、膏肓穴、太渊穴、长强穴、上长强穴。

【疗程】每日 1～2 次，5 次为 1 个疗程。

【注意事项】

（1）防寒保暖，避免外邪再次侵入身体。

（2）加强锻炼，增强体质，提高对病毒和细菌的抵抗力。

（3）饮食清淡，忌食肥甘厚味及鱼虾、肥肉等。

（4）居室清新，避免粉尘刺激。

第三节　小儿厌食症

【病症概述】

小儿厌食症是以小儿不思饮食、食欲减退，甚至拒食为主症的病症。

西医学的小儿神经性厌食等，可参照此方法诊治。

【诊断要点】

（1）儿童长期食欲不振而无其他疾病。

（2）面色不华，形体偏瘦，但精神尚可，活动正常。

（3）相关实验室检查，排除其他疾病引起的食欲减退。

【选穴】

主穴：上脘穴、中脘穴、下脘穴、足三里穴、四缝穴。

加减：脾胃虚弱，纳少腹泻，加脾俞穴、胃俞穴、肝俞穴、丰隆穴、关元穴、长强穴、上长强穴；口臭口疮，大便秘结，加公孙穴、丰隆穴、中极穴、手三里穴、里内庭穴。

【疗程】每日1～2次，10次为1个疗程。

【注意事项】

（1）控制甜食摄入。甜食摄入过多，会抑制大脑的摄食中枢，使孩子没有饥饿感，影响食欲。

（2）限制两餐之间的进食量，尤其是零食的量。

（3）培养孩子自己进餐的好习惯，养成定时进餐、定点进餐。

（4）进餐时集中注意力，不要让孩子干其他事情，应将进餐时间控制在30分钟内，并营造快乐进餐的氛围。

（5）切勿在饭桌上批评、教育孩子。

（6）补充B族维生素和锌，鼓励孩子多食西红柿、豆类、肉类、动物肝脏等。

第四节　小儿疳积

【病症概述】

小儿疳积是指小儿发生以面黄肌瘦、毛发稀疏枯焦、腹部膨隆、精神萎靡为特征的一种疾病。多见于 3 岁以下的婴幼儿，常见于小儿喂养不良、病后失调、慢性腹泻、肠道寄生虫病等。

该病的发生多由饮食无度，饮食不节，塞滞中焦，损伤脾胃，不能消化水谷形成积滞，导致乳食精微难以运化，脏腑肢体失养，身体日见消瘦，终成疳积；亦可因饮食不洁，感染虫疾而耗夺乳食精微，气血受阻，不能濡养脏腑筋肉，日久也成疳积。

【诊断要点】

（1）厌食、大便干稀不调、肚腹膨胀等明显消化功能失调表现。

（2）形体消瘦，体重低于正常值的 15％以上，面色不华，毛发稀疏枯黄。

（3）重症者，可出现极度消瘦呈老人貌，皮肤干瘪起皱，皮包骨头，精神萎靡，啼哭无力且无泪，毛发干枯，腹凹如舟等危重现象，体重可低于正常值的 40％以上。

（4）患儿精神不振，烦躁易怒，喜揉眉擦眼、吮指磨牙等。

（5）后期可并发眼疳（角膜溃疡）、口疳（口腔溃疡）和肿疳（全身水肿）等。

（6）血常规检查显示，血红蛋白及红细胞数量均减少，血清总蛋白数量、人血白蛋白数量减少，血中微量元素钙、锌含量等也多下降。

【选穴】

主穴：脾俞穴、胃俞穴、足三里穴、四缝穴。

加减：腹部胀大，加公孙穴、中脘穴、脐周穴；大便酸臭，呕吐清水，加止吐穴、天枢穴、中脘穴、太冲穴；身体瘦弱，头发稀疏，加百会穴、气海穴、膈俞穴、关元穴、长强穴、上长强穴。

【疗程】每日 1～2 次，5 次为 1 个疗程。

【注意事项】

（1）喂养小儿时，按个体需定质、定量、定时，纠正贪食、零食、偏食、饥饱不均等不良的饮食习惯。

（2）乳幼儿尽可能母乳喂养，按时添加辅食。添加时应掌握先稀（菜汤、米汤、果汁）后干（奶糕、蛋黄）、先素（菜泥、豆制品）后荤（鱼泥、肉末）和先少后多的原则。

（3）经常带小儿到户外呼吸新鲜空气，多晒阳光增强体质。

（4）积极治疗原发病，因寄生虫、结核等引起的须及时治疗。

第五节　小儿遗尿

【病症概述】

小儿遗尿是指 3 周岁以上的小儿夜间睡眠中小便自遗于床上醒后方知的病症。本病发生多因肾气不足，不能固摄，以致膀胱约束无权而发为遗尿；或因肺脾气虚，气不化水，以致水道不能正常运行而渗入膀胱，水道难以制约而发生遗尿。

【诊断要点】

（1）3 周岁以上的儿童仍经常遗尿，甚则一夜遗尿数次。

（2）患儿一般睡眠较深，不容易唤醒，尿量多，尿色清。

（3）小便常规检查及尿培养检查多无异常发现。

（4）通过 X 线摄片检查，部分患儿可发现有隐性脊柱裂；泌尿系 X 线造影可见其结构异常。

（5）注意排除夜间癫痫发作及泌尿道畸形。

【选穴】

主穴：中指甲穴、水线穴、下关元穴、百会穴、关元穴、中极穴、肾俞穴。

加减：肢体发冷，大便清稀，加神阙穴、中脘穴、脐周穴、足三里穴；一夜数次，面色苍白，加膀胱俞穴、脾俞穴。

【疗程】每日 1～2 次，5 次为 1 个疗程。

【注意事项】

（1）睡前少饮水，减少尿贮量。

（2）夜间定时叫醒患儿排尿，培养小儿的排尿习惯。

（3）适当给予温补气血的食物，如狗肉、羊肉、牛肉、龙眼、核桃等。

第六节　小儿夜啼

【病症概述】

小儿夜啼是指新生儿白天比较安静，入夜则啼哭不止，影响睡眠的一种病症。本病症特点是小儿白天安静，入夜后啼哭，甚至通宵不停难以安睡。小儿因患其他疾病引起的啼哭，以及因饥饿、尿布浸湿、瘙痒等引起的啼哭，不属于本节讨论范畴。

【诊断要点】

（1）入夜啼哭不安，不得安睡，或每夜定时啼哭，甚则通宵达旦。

（2）多无发热、呕吐、泄泻、口疮、疔肿、外伤等表现。部分患儿可有面赤唇红，烦躁不安，口鼻气热，身腹俱暖，大便秘结，小便短赤，舌尖红苔黄。

（3）排除夜间饥饿、尿布潮湿、伤乳、发热和其他疾病引起的症状性啼哭。

【选穴】

主穴：中指甲穴、燕口穴、身柱穴、百会穴、中冲穴、内关穴。

加减：腹胀呕吐，加中脘穴、止吐穴、足三里穴、列缺穴；口鼻气热，便秘尿黄，加丰隆穴、大椎穴、四缝穴。

【疗程】每日1～2次，5次为1个疗程。

【注意事项】

（1）严格区别因其他疾病引起的啼哭。

（2）防寒保暖，饮食适宜，勿过饱或过饥。

（3）夜啼有自愈的倾向，不必过分着急。

第七节 小儿惊风

【病症概述】

小儿惊风是指以小儿出现四肢抽搐、颈项强直、牙关紧闭为特征的一种病症，严重者可出现神志不清。本病以婴幼儿为多见，主要症状有高热昏迷、两眼上翻、牙关紧闭、手足抽搐、面色青紫，甚至大小便失禁等。现代医学认为该病多因高热、脑膜炎、脑炎、大脑发育不全、癫痫等所致。

【诊断要点】

（1）发热、寒战、惊悸不安或手足抽搐。

（2）可伴有流涕、咳嗽，甚至昏迷。

（3）辅助检查：血常规、血沉、抗"O"、肺部 X 线摄片及CT、血液细菌培养及药敏、颅脑 CT 及核磁共振等检查，有助于病因诊断。

【选穴】

主穴：发旋穴、旋环穴、拇指甲穴、大椎穴、太冲穴、合谷穴、涌泉穴、印堂穴。

加减：高热不退，加曲池穴、委中穴、背八穴；痰多口臭，加列缺穴、丰隆穴、足三里穴；牙关紧闭，加颊车穴、下关穴、列缺穴、启闭穴；颈项强直，加风池穴、身柱穴、昆仑穴、项棱穴、颈龙脊穴。

【疗程】 每日 1～2 次，5 次为 1 个疗程。

【注意事项】

（1）经急救缓解症状后，应速送医院治疗。

（2）呕吐痰涎时，让患儿侧卧，保持呼吸道通畅。

第八节 小儿痫证

【病症概述】

小儿痫证又称小儿癫痫，俗称"羊癫风"，是一种突然发作的、暂时性大脑功能紊乱的疾病。现代医学认为本病是因脑部神经元兴奋性增高而产生异常放电的结果。原发性病因不明，继发性可由先天性脑畸形、脑部感染、脑肿瘤、脑寄生虫、颅脑外伤、脑动脉硬化、脑出血、脑缺氧、低血糖、中毒等所致。主要症状有发作时突然倒地、神志不清、口吐白沫、两眼上翻、四肢抽搐，或口中发生类似羊叫的声音，片刻即醒，醒后如正常人或疲软乏力，反复发作，常在过劳、惊恐、激动等情况下诱发。

【诊断要点】

(1) 发作性抽搐、昏迷，口吐白涎。起病急骤，醒后如常人，反复发作。

(2) 小儿癫痫有大发作、小发作及不典型发作等。

①大发作：表现为意识突然丧失、呼吸暂停、口吐白沫、面色青紫、瞳孔散大，抽搐开始为四肢强直、握拳、两眼上翻或偏斜一方，然后面部及四肢肌肉呈阵挛性抽动，呼吸急促不整，常有舌咬伤，可伴有大小便失禁，发作持续 1~5 分钟，发作后意识不清或嗜睡，经数小时后清醒。

②小发作：表现为突然发生短暂的意识丧失，发作后嗜睡，发作时语言中断，活动停止，固定于某一体位，不跌倒，两眼茫然凝视；有时面色苍白，没有肌肉抽搐，发作持续 2~10 秒，一般不超过 30 秒，很快意识恢复，继续正常活动。

③不典型发作：可表现为一时性精神失常，激怒狂笑，妄哭，夜游，痴呆；也可表现为身体局部阵发性痉挛。

(3) 患儿常有癫痫家族史、产伤缺氧史、高热抽搐史、脑炎病史或颅脑外伤史。

(4) 脑电图检查出现典型的癫痫波形。头颅 X 线平片和 CT 扫描可发现某些原发性疾病，如脑肿瘤、脑寄生虫、脑发育畸形等。

【选穴】

主穴：发旋穴、旋环穴、百会穴、大椎穴、腰俞穴、长强穴、肝俞穴、心俞穴、鸠尾穴、眉心穴（印堂穴）。

加减：发作期，加启闭穴、拇指甲穴、燕口穴、涌泉穴、太冲穴、后溪穴、水沟穴；痰涎较多，加足三里穴、丰隆穴、中脘穴；惊恐诱发，加胆俞穴、肾俞穴、神门穴；白天发作，加申脉穴；夜间发作，加照海穴。

【疗程】每日1～2次，5次为1个疗程。

【注意事项】

（1）同时结合抗癫痫药物治疗。

（2）保持患儿心情平静，避免惊恐等精神刺激。

（3）发作时应平卧，头歪向一侧，应注意将口腔食物及痰液排出，保持呼吸道通畅。缺氧严重者应给氧，并及时抢救。

（4）患儿成年后，不宜从事驾驶、水上及高空作业等重要、危险岗位工作，以免突然发作而发生意外事故。

第九节　腮腺炎

【病症概述】

腮腺炎是指小儿由腮腺炎病毒引起的一侧或两侧腮腺肿痛的病症，以发热、腮部肿痛为临床主要表现。初起发冷、发热、头痛、咽痛，腮部红肿，疼痛剧烈，张嘴吃东西时痛得更剧，轻压痛，可伴食欲下降、恶心呕吐等症状。

【诊断要点】

（1）耳部腮下肿胀疼痛。

（2）可伴发冷发热，腮下酸痛，咀嚼不便。

（3）重症者，可伴高热头痛，烦躁口渴，腮部漫肿，灼热疼痛，咽喉红肿，大便干结，小便黄少。

（4）腮腺管口可见红肿。腮腺肿胀持续4～5日后开始消退，整个病程为 1～2 周。

（5）常见的并发症为脑膜脑炎、睾丸炎，可见相应的临床表现。

（6）壮医目诊：眼结膜（白睛）色红，对侧 10 点位血管向下弯曲，交叉、边缘不清。

（7）血常规检查显示，淋巴细胞数量可相对增加，尿和血的淀粉酶含量可增高。

【选穴】

主穴：耳尖穴、耳环穴、梅花穴、手三里穴、合谷穴。

加减：发热头痛，加曲池穴、外关穴、角孙穴、背八穴；伴睾丸肿痛，加太冲穴、肝俞穴、中极穴、阳陵泉穴。

【疗程】 每日 1～2 次，5 次为 1 个疗程。

【注意事项】

（1）该病有传染性，做好隔离工作。

（2）腮腺炎流行期间，避免带小孩到人群较多的场所玩。

（3）注意清洁卫生，采取综合防治措施。

第十节　痱子

【病症概述】

痱子是因小汗腺导管闭塞导致汗液潴留而形成的瘙痒性小皮疹。通常发生于湿热气候中，如热带和温带夏季的湿热气候。研究表明，一种或数种表皮葡萄球菌产生的胞外多糖物质阻塞了汗液排出皮肤表面，最后形成反向压力导致汗腺或不同部位的导管破裂，外溢的汗液流入邻近组织，形成痱子。

【诊断要点】

（1）白痱：细小、清亮、非常表浅和无炎症反应的水疱。因发热而出汗增加，或衣物阻碍热量和湿气散发，如被包裹的小儿，可出现白痱。皮疹无症状，轻微摩擦即容易破裂，因而存在时间很短。

（2）红痱：最为常见，表现为散在分布，极痒并伴刺痛，烧灼或麻刺感的红色斑疹和丘疹，顶部可见针帽大的水疱或脓疱，皮损可融合。可在暴露于炎热环境数天至数周后起病。好发于间擦部位，如肘前窝、腘窝、躯干、乳房下部、腹部和腹股沟。

（3）脓痱：在发生脓痱前有其他皮炎导致汗管损伤、破坏或阻塞而诱发。脓疱明显、浅表并与毛囊相分开。瘙痒性脓疱最常见于间擦部位、四肢曲侧、阴囊和卧床患者的背部。

（4）深痱：只在热带发病，且常发生于严重的红痱之后。特征是不痒，正常皮肤色，为深在性淡白色的丘疹。出汗后几分钟开始出现，出汗停止后1～2小时开始消退。好发于躯干和四肢。

【选穴】

主穴：阿是穴、章门穴、大椎穴、背八穴。

加减：皮疹较多，瘙痒难忍，加血海穴、曲池穴、列缺穴、三阴交穴；患儿较胖，汗多，加足三里穴、丰隆穴、膈俞穴、胃俞穴。

【疗程】每日1～2次，5次为1个疗程。

【注意事项】

（1）保持凉爽的环境，有助于患儿康复。

（2）穿衣宽松，勤换衣服。

（3）用山芝麻、金银花、荷叶等清凉壮药煲水给患儿洗浴全身。

（4）清洗后可外扑痱子粉，也可外用炉甘石洗剂。

（5）脓痱可外用抗菌药膏。

（6）饮食清淡，勿食辛辣刺激性食物。

第五章　常见五官科疾病

第一节　耳鸣耳聋

【病症概述】

耳鸣是指病人自觉耳内鸣响，如闻蝉声，或如风声，或大或小，妨碍听觉；耳聋是指听力减退或听觉丧失。两者常同时存在。

本病的发生常因情绪抑郁，思虑太过，暴怒惊恐，或湿热毒邪内犯致气血失调，上扰清窍而致耳鸣、耳聋。

【诊断要点】

（1）耳鸣以患者自觉耳内或头颅里有声音为主要症状；耳聋以听力障碍、减退，甚至消失为主要症状。

（2）可伴头痛、眩晕、腰酸、乏力等症状。

（3）耳部检查：耳鸣时鼓膜内陷、混浊，活动差，鼓室积液或有粘连，咽鼓管不通畅；耳聋时，听力检查呈感音神经性耳聋。

（4）注意与中耳炎、癔症性耳聋、听神经瘤等相鉴别。

【选穴】

主穴：耳尖穴、耳环穴、听宫穴、翳风穴、中渚穴、肾俞穴、太溪穴。

加减：头痛眩晕，加发旋穴、旋环穴、眉心穴、百会穴、大椎穴、公孙穴、胆俞穴；体弱多病，气血不足，加足三里穴、长强穴、脾俞穴、膈俞穴、丰隆穴。

【疗程】每日1～2次，5次为1个疗程。

【注意事项】

（1）调节情志，加强营养供给。

（2）注意耳部卫生，勿开大音量听耳机。

（3）本治疗方法对鼓膜穿孔、肿瘤所致的器质性疾病以及先天性耳聋效果较差，应采取综合治疗。

第二节　鼻炎

【病症概述】

鼻炎为常见的鼻腔黏膜和黏膜下层的慢性炎症，分为急性鼻炎、慢性鼻炎和过敏性鼻炎。

壮医认为，鼻炎主要是由于风毒、热毒侵犯气道，影响龙路运行，阻滞气道通畅，从而出现以鼻塞、流涕为主要表现的一类疾病。

【诊断要点】

（1）以持续鼻塞或间歇性、交替性鼻塞，鼻涕量多为主要症状。

（2）局部详细检查以及血常规、X线等检查，可排除肿瘤或其他疾病引起的症状性鼻塞、流涕。

（3）根据病程及病理性质，可分为急性鼻炎、慢性鼻炎、萎缩性鼻炎、变态反应性鼻炎等。

①急性鼻炎：急性感染所致，以鼻塞、喷嚏、流清水样或黏液性鼻涕为主要症状，伴有恶寒、发热、头痛；鼻腔检查：鼻黏膜充血，鼻甲肿大，鼻腔内分泌物增多；起病较急，病程较短。

②慢性鼻炎：多由急性鼻炎发展而来，以长期持续鼻塞或间歇性、交替性鼻塞，鼻涕量多为主要症状；或伴有头昏、记忆力下降、失眠、耳鸣、耳内闭塞感等症状；病程较长，疲劳、感寒后症状加重，易并发耳胀、耳闭；鼻腔检查黏膜充血，呈红色或暗红色，鼻黏膜肿胀以下鼻甲为主。

③萎缩性鼻炎：鼻黏膜、骨膜和鼻甲骨萎缩，鼻黏膜丧失正常生理功能，鼻内干痂形成，以鼻中干燥、鼻塞、无涕或少涕，或鼻腔有脓痂、恶臭为主要症状，伴有头痛、头昏、记忆力下降、嗅觉丧失、鼻衄等症状；起病缓慢，症状逐渐加重，病程较长，常易并

发慢性咽炎、干燥综合征等，多见于女性；气候干燥、寒冷、环境空气污染、体质虚弱等因素容易发病；鼻腔检查鼻黏膜干燥，鼻甲萎缩，鼻腔空旷，鼻腔内可有黄绿色痂皮。

④变态反应性鼻炎：又称过敏性鼻炎，以阵发性鼻痒、连续喷嚏、鼻塞、鼻涕清稀量多为主要症状，伴有失嗅、眼痒、咽喉痒等症状，起病迅速，症状一般持续数分钟至数十分钟，间歇期无喷嚏及鼻塞。可并发荨麻疹、哮喘等病；常因接触花粉、烟尘、化学气体等致敏物质而发病，有时环境温度变化可诱发；鼻腔检查黏膜多为苍白，少数充血，鼻甲肿胀，发作时有较多清稀分泌物；有条件的可做鼻分泌物涂片检查、变应原皮试、血清或鼻分泌物 IgE 检查等，有助于明确诊断。

（4）壮医目诊：白睛右眼 3 点或左眼 9 点鼻咽喉部反应区血脉隆起、曲张、散乱，向瞳孔延伸，色鲜红或绛红；黑睛右眼 3 点或左眼 9 点鼻咽喉反应区可见黑点。

【选穴】

主穴：头维穴、太阳穴、攒竹穴、印堂穴、迎香穴、下迎香穴、合谷穴、肺俞穴、鼻通穴。

加减：急性鼻炎伴发热，加大椎穴、背八穴、列缺穴、手三里穴、脾俞穴；慢性鼻炎，加涌泉穴、足三里穴、三阴交穴、心俞穴、肝俞穴；萎缩性鼻炎，加三阴交穴、足三里穴、血海穴、丰隆穴、关元穴；变态反应性鼻炎，加百会穴、脾俞穴、膈俞穴、大椎穴、足三里穴。

【疗程】每日 1～2 次，5 次为 1 个疗程。

【注意事项】

（1）饮食宜清淡，易消化，忌食辛辣、燥热之物，多喝白开水，多吃蔬菜、水果，保持大便通畅。

（2）戒烟酒，减少对鼻腔黏膜的刺激。

（3）改善工作和居住环境，保持室内空气的正常温度和湿度。暖气或空调的过度使用，可导致鼻腔干燥，减弱黏膜上皮的抵抗力，可同时使用空气加湿器。

（4）应定期短时间开窗通风，补充室内新鲜空气。卧室不要存放有刺激性气味的物品。

（5）经常洗晒窗帘、被褥，防止螨虫及其分泌物诱发过敏性鼻炎。

（6）室内应勤打扫，最好用吸尘器或用湿布擦拭，以免尘土飞扬。对花粉过敏者，不宜在室内种花草。

（7）适当参加体育活动，改善体质，增强身体的抵抗力，避免感冒引发鼻炎。

（8）每天早晨可用冷水洗脸，以增强鼻腔黏膜的御寒抗病能力。

（9）正确擤鼻。先用手指压住一侧鼻孔，轻轻向外吹气，对侧鼻孔的鼻涕即可擤出。一侧擤完，再擤另一侧，切勿用力过猛。

（10）不要经常用手挖鼻，以免损伤鼻黏膜造成鼻出血。

（11）不宜长期、过量地使用具有强烈血管收缩作用的滴鼻剂，如麻黄素、滴鼻净等，以避免"药物性鼻炎"的发生。

（12）每天可用温生理盐水冲洗鼻腔 1～2 次，可以把黏稠的鼻腔分泌物清除出鼻腔，缓解鼻黏膜充血，保持鼻腔湿润。

第三节　咽喉炎

【病症概述】

咽喉炎主要症状为咽喉部疼痛或不适，发痒、干咳，声音嘶哑，吞咽不利，灼热，全身不适，咽喉部干燥或分泌物增多。常由于身体疲劳、受凉受湿，选食刺激性食物，发声过多等原因导致抵抗力下降，受细菌或病毒感染咽喉部而引起。

【诊断要点】

（1）咽喉部不适、咽痒或咽痛。

（2）可分为急性咽喉炎与慢性咽喉炎。

①急性咽喉炎：咽痛，病情重者有吞咽困难及恶寒、发热等症状。咽部检查黏膜充血、肿胀，咽侧索红肿，咽后壁淋巴滤泡增生；起病较急，病程较短。

②慢性咽喉炎：以咽部干燥，或痒、痛、有异物感、有胀紧感等为主要症状，病程较长，咽部不适症状时轻时重；常有急性咽喉炎反复发作史，或因鼻塞而长期张口呼吸，或因烟酒过度，环境空气干燥、粉尘异气刺激等导致发病；咽部检查黏膜肿胀，或有萎缩，或有暗红色斑块状、树枝状充血，咽侧索肿大，咽后壁淋巴滤泡增生。

（3）急性咽喉炎可伴有发热、头痛、食欲不振和四肢酸痛等全身症状；慢性咽喉炎一般无全身不适。

（4）壮医目诊：白睛右眼 3 点或左眼 9 点鼻咽喉部反应区血脉隆起、曲张、散乱，向瞳孔延伸，色鲜红或绛红；黑睛右眼 3 点或左眼 9 点鼻咽喉反应区可见黑点。

【选穴】

主穴：廉泉穴、天突穴、曲池穴、合谷穴、拇指甲穴、食指甲穴。

加减：慢性咽喉炎，加足三里穴、照海穴、涌泉穴、三阴交穴、阴陵泉穴；急性咽喉炎，加风池穴、手三里穴、列缺穴、印堂穴。

【疗程】 每日 1～2 次，5 次为 1 个疗程。

【注意事项】

（1）合理饮食，忌抽烟喝酒，忌吃辛辣刺激之品，宜食用蔬菜、瓜果一类的绿色食品。

（2）保持充足睡眠，避免熬夜。

（3）注意体育锻炼，提高自身整体免疫力。

（4）保持清洁，避免接触粉尘和有害气体。

第四节　牙痛

【病症概述】

牙痛是指牙齿因某些原因引起的疼痛，是口腔疾病中最常见的症状之一。该病症状主要表现为牙齿疼痛，咀嚼困难，遇冷、热、酸、甜等刺激时疼痛加重，常伴有牙根肿胀、牙齿松动、牙龈出血等症状。

【诊断要点】

（1）自觉牙齿疼痛，以酸痛、胀痛为主。

（2）可伴牙龈出血或龈齿间溢脓、牙齿松动或牙龈红肿热痛等。

（3）缓慢起病或突然发病。

（4）口腔检查显示，牙龈红肿或萎缩，病牙有敲击痛或牙齿松动等。

（5）牙根周围 X 线片检查，可帮助确定原发牙病。

【选穴】

主穴：下关穴、颊车穴、合谷穴、阿是穴、拇指甲穴、食指甲穴。

加减：牙痛剧烈，加内庭穴、二间穴、太溪穴、太冲穴；牙齿酸痛，头晕耳鸣，加足三里穴、三阴交穴、肝俞穴、脾俞穴、血海穴。

【疗程】每日 1～2 次，5 次为 1 个疗程。

【注意事项】

（1）正确刷牙。选购含有氟化钠的牙膏。牙膏中的氟化物能增强牙面结构，促进矿化，提高抗酸能力并能抑制牙菌斑。每次刷牙3 分钟，早、晚各刷一次，并持之以恒。

（2）合理饮食。甜食含有大量的糖和淀粉，易黏附在牙面上，为牙菌斑中的致龋菌提供充足养分。因此，宜少吃甜食，尤其不要在睡前吃。

第五节　红眼病

【病症概述】

红眼病即急性结膜炎，主要症状为睑结膜及球结膜充血发红，眼眵增多，自觉灼热、怕光、发痒、流泪及有异物感等。常由细菌或病毒感染眼结膜引起。

【诊断要点】

（1）白睛红赤，或见白睛点状、片状溢血，胞睑红肿，下睑内面有粟疮，黑睛可见星翳。耳前或颌前可扪及肿大的淋巴结。

(2) 患眼沙涩、灼热，畏光流泪，甚至热泪如汤，眵多清稀。

(3) 起病迅速，两眼同病，邻里相传，易成流行。

【选穴】

主穴：耳尖穴、眉心穴、眉弓穴、拇指甲穴、食指甲穴、攒竹穴、鱼腰穴、太阳穴、足三里穴、三阴交穴。

加减：发热头痛，加风池穴、曲池穴、大椎穴、背八穴、食魁穴、中魁穴、无魁穴；眼睛疼痛较甚，难以睁开，加肝俞穴、太冲穴、内关穴、昆仑穴。

【疗程】 每日 1～2 次，5 次为 1 个疗程。

【注意事项】

(1) 该病有传染性，宜采取预防措施。

(2) 治疗期间，注意休息，暂停读书学习。

(3) 必要时结合局部用药。

第六节　近视

【病症概述】

近视是指以看近物清楚、看远物模糊为主症的眼疾。本病多因先天不足，后天用眼不当，劳心伤眼，心血不足，血络瘀阻，目失所养而致。

现代医学认为，近视多因长期用眼习惯不合理，使睫状肌痉挛，晶状体的凸度增加，平行光线的焦点移到视网膜之前。初期多为假性近视，如不及时防治，进一步发展致使睫状肌痉挛，到眼球变长后即成真性近视。

【诊断要点】

(1) 远视力下降，近视力正常。

(2) 凹球面透镜矫正，可使视力增进。

(3) 高度近视眼底检查可明确诊断，如高度近视者常出现玻璃体液化、变性、混浊。

（4）可伴有共同性外斜。

【选穴】

主穴：太阳穴、阳白穴、四白穴、攒竹穴、肝俞穴、光明穴。

加减：视久眼痛，易于流泪，加印堂穴、风池穴、大椎穴；烦躁不安，胸胁胀痛，加期门穴、行间穴、太冲穴、合谷穴。

【疗程】每日 1～2 次，5 次为 1 个疗程。

【注意事项】

（1）积极矫正视力。

（2）不在强光或昏暗条件下视物，不过度用眼，防止眼睛疲劳。

（3）加强体育锻炼，坚持做眼保健操。

第六章　常见男性科疾病

第一节　遗精

【病症概述】

遗精是指无性交活动而精液自行泄出的病症。正常成年未婚男子无性生活时，每月遗精3～5次，属于正常生理现象，不做疾病考虑。

壮医认为本病多由情志失调、劳累过度、饮食失节、湿热下注等导致三道两路不能同步，气血不和，精关不固而发生遗精。

现代医学认为，遗精是性功能障碍的一种表现，多由大脑皮层功能或脊髓性功能中枢紊乱所致，或由神经衰弱、精囊炎及睾丸炎等引起。房劳过度，观看色情淫秽视频及书籍，手淫过多是常见诱因。

【诊断要点】

（1）男子不因性生活而排泄精液，多在睡眠中发生，每周超过一次，甚则劳累或欲念即有精液流出。

（2）可伴心中烦热，精神不振，体倦乏力，勃举不坚，小便频数或余沥不尽，腰酸腿软等表现。

（3）壮医目诊：白睛红赤，白睛6点处有一至多条细小弯曲红色血络向瞳孔方向延伸。

（4）直肠指诊、前列腺B超及精液常规等检查有助于病因诊断。

【选穴】

主穴：肾俞穴、志室穴、关元穴、三阴交穴、下关元穴。

加减：烦躁失眠，性欲降低，加大陵穴、神门穴、命门穴；腰酸腿软，夜尿频多，加命门穴、百会穴、足三里穴；性欲亢进，脾气暴躁，加期门穴、太冲穴、内关穴。

【疗程】　每日 1～2 次，10 次为 1 个疗程。

【注意事项】

（1）适当参与体育锻炼，增强体质，如慢跑、打气排球、打乒乓球、游泳等。

（2）饮食清淡，少吃辛辣、油腻食物，晚餐不要吃太饱，戒烟戒酒。

（3）不要俯卧睡眠，不要盖太厚的被褥，不要穿太紧的内裤。

（4）健康生活，少看关于两性生活的视频和书报等。

（5）戒除手淫，不要纵欲。

（6）积极治疗原发病。

（7）放松心态，轻装上阵，避免身心过劳。

第二节　阳痿

【病症概述】

阳痿是指阴茎不能勃起，或临房举而不坚、举而不久，不能进行正常性交的一种病症。阳痿是男子性功能障碍的一种，与大脑皮层功能紊乱、脊髓中枢功能紊乱有关，多由神经衰弱、内分泌失调、阴茎海绵体炎、睾丸疾病、前列腺炎等疾病引起。

【诊断要点】

（1）青壮年男性，在性生活时阴茎不能勃起或勃而不坚，不能进行正常性生活。

（2）多有房事过多，或青少年期多犯手淫史。

（3）伴有神倦乏力、腰酸膝软、畏寒肢冷，或小便不畅、滴沥不尽等症状。

（4）可伴腰膝酸软，畏寒喜热，情怀抑郁，性欲减退，遗精早泄，阴囊潮湿，体困倦怠，大便稀溏。

（5）舌淡苔白，脉沉细或舌苔黄腻，脉数。

（6）壮医目诊：白睛外围多布细小鲜红血络，内眦角有红赤稍弯曲血络向瞳孔方向延伸。

（7）做相关检查，如血常规、血小板、肝功能、肾功能、血电解质、血糖、血脂、T3、T4、血浆皮质醇、性激素、尿 17-酮类固醇、尿 17-羟类固醇、尿肌酐、前列腺液、精液化验、罂粟碱或前列腺素 E1 注射阴茎试验等检查，排除性器官发育不全、药物引起的阳痿和其他疾病。

【选穴】

主穴：脐环穴、中极穴、关元穴、下关元穴、三阴交穴、命门穴、肾俞穴。

加减：失眠健忘，加神门穴、心俞穴、脾俞穴；头晕耳鸣，面色苍白，手脚寒凉，加百会穴、头维穴、大椎穴；惊悸不宁，胸闷不畅，加内关穴、气海穴、天突穴；早泄滑精，加次髎穴、中冲穴、涌泉穴、阴陵泉穴。

【疗程】 每日 1～2 次，5 次为 1 个疗程。

【注意事项】

（1）调整心态，加强性知识学习，不能因为一两次性交失败就自我诊断为阳痿。

（2）夫妻双方增加感情交流，消除不和谐因素，性生活时思想集中，高度配合。

（3）提高身体素质。身体虚弱、过度疲劳、睡眠不足、持久的脑力劳动都是发病诱因，当尽量避免。

（4）积极从事体育锻炼，增强体质，调整中枢神经系统的功能失衡。

（5）节制性生活。夫妻分床，停止性生活一段时间，避免各种类型的性刺激，让中枢神经和性器官得到充分休息，是防治阳痿的有效措施。

（6）多吃壮阳食物，有选择性地多吃狗肉、羊肉、麻雀、核桃、牛鞭、羊肾、牡蛎、牛肉、鸡肝、蛋、花生米、猪肉、鸡肉等食物，增强精子活力，提高性欲。

（7）积极治疗原发疾病，如外伤截瘫、前列腺炎、糖尿病、肝硬化等。

第三节　少精症

【病症概述】

少精症是指精液中的精子数目低于正常生育能力男性的一种疾病。国际卫生组织规定，男性的精子计数在每毫升不低于 2000 万，否则就归为少精症。

正常人的精液中精子计数在每毫升 6000 万以上。如果经 3 次以上的精液检查，精子的计数均低于每毫升 2000 万时，就称为少精症。

少精症是男性不育最常见的原因之一。引起少精症的原因很多，较常见的有精索静脉曲张、生殖道的炎症感染、免疫抑制、内分泌失调等疾病，以及服用一些对精子生成有影响的药物、放射线辐射、吸烟及酒精中毒等，都可以抑制精子的产生。还有一部分病症经各种检查找不出精子减少的原因，称其为特发性少精症。

壮医认为，本病多因体质虚弱，肾气不足，或湿热伤精，或睾丸等被病痛损伤而致。

【诊断要点】

（1）婚后 3 年未能生育。

（2）禁欲 3～7 天，精液常规分析 3 次以上者，精子密度低于每毫升 2000 万而查不出任何病因，可考虑为特发性少精症。

（3）询问病史，体格检查及其他实验室辅助检查（如遗传学检查、内分泌激素测定、微生物学检查、抗精子抗体、微量元素测定等），大多能发现引起少精症的病因。精液分析少精子并同时伴有引起少精子的疾病病因时，可诊断为继发性少精症。

（4）可伴神疲乏力，腰酸膝软，头晕耳鸣，性欲冷淡。

【选穴】

主穴：脐环穴、关元穴、下关元穴、神阙穴、肾俞穴、命门穴、三阴交穴。

加减：体弱无力，头晕失眠，加足三里穴、气海穴、中极穴、百会穴；腰腿酸软，四肢无力，加足三里穴、手三里穴、丰隆穴、犊鼻穴。

【疗程】每日 1～2 次，15 次为 1 个疗程。

【注意事项】

（1）查明原发疾病，对因治疗。

（2）不抽烟，少喝酒，不穿紧身裤。

（3）适当减少性生活次数。

（4）合理调整饮食，多吃有补肾作用的食物，如大豆及其制品、鳝鱼、墨鱼、章鱼、山药、银杏、西瓜、南瓜等，少食或不食芹菜等寒凉伤肾之品。

（5）防止药物损害，尽量避免使用心得安（普萘洛尔）、安氟醚、硝基呋喃、环磷酰胺、长春碱、睾酮、黄体酮、雌激素、利舍平、氯丙嗪等药物。

（6）避免化学污染，调离从事化学或放射性工作的岗位。不能调离者，要严格按照操作规定和防护章程作业，并定期接受精子测试。

（7）注意休息，劳逸结合。

（8）适当加强运动，以耐力训练为主，如漫走、游泳、打乒乓球、打羽毛球、打篮球以及做减肥操、器械训练等，每天运动至少30 分钟。

（9）洁身自好，不寻花问柳，远离性病。

第七章　杂病

第一节　晕车

【病症概述】

晕车是指乘坐车船时出现头晕、恶心呕吐等症状的病症。症状主要为头晕眼花、恶心呕吐、脸色苍白，甚至昏倒、肢冷汗出等。

该病的发生多由先天禀赋不足或后天失养，致使体质虚弱，不能耐受车船颠簸或空气沉闷、异味等情况而扰乱气血正常运行，头目失养而致。

现代医学认为与个体因素密切相关，可因精神紧张、不良气味、空腹、颠簸摇晃等使内耳前庭受到刺激而自身缺乏适当调节，引起自主性神经功能紊乱所致。

【诊断要点】

（1）平时一切正常，无眩晕、呕吐等症状。

（2）一旦乘坐车船，尤其是颠簸较甚时，容易发生眩晕、汗出、面色苍白、手抖、呕吐等反应。

（3）离开车船后，眩晕、呕吐诸症多会慢慢自动减轻、消失。

【选穴】

主穴：攒竹穴、百会穴、风池穴、发旋穴、旋环穴、眉心穴、天突穴、内关穴、足三里穴、神门穴。

加减：胸闷、呕吐严重，加止吐穴、印堂穴、神阙穴、关元穴、脾俞穴；体质虚弱，加关元穴、中脘穴、膻中穴。

【疗程】于乘车乘船前点灸1～2次，有预防晕车的作用。晕车后点灸，可改善症状，促进恢复。

【注意事项】

（1）乘坐车船前，保证有充足的睡眠时间，充分休息，避免过度疲劳。

（2）乘坐车船前不宜空腹，也不宜太饱。

（3）容易晕车者，应尽可能乘坐宽敞、通风、颠簸幅度小的交通工具或座位，以期避免发生晕车或减轻晕车的不适感。

第二节　落枕

【病症概述】

落枕是指因睡眠姿势不当而导致颈项部强痛、活动受限的病症，又称"错枕"。

壮医认为，落枕是睡眠时受寒，盛夏贪凉，使颈背部气血凝滞，横络盛加，筋络痹阻，导致以颈部疼痛、颈项僵硬、转侧不利为主要表现的颈部软组织急性扭伤或炎症。

【诊断要点】

（1）多急性发病。睡眠后一侧颈部出现疼痛、酸胀。

（2）颈痛可向上肢或背部放射，活动不利，活动时伤侧疼痛加剧。

（3）严重者头部歪向病侧。

（4）查体可见，颈肌痉挛，胸锁乳突肌、斜方肌、大菱形肌、小菱形肌及肩胛提肌等处压痛，在肌肉紧张处可触及肿块和条索状的改变。

（5）壮医目诊：反复发作者，双眼巩膜的颈部反映区观察到异常的新鲜血丝向黑睛方向延伸。

【选穴】

主穴：落枕穴、阿是穴、外劳宫穴、天柱穴、足三里穴。

加减：头痛较甚，加风池穴、合谷穴、太阳穴、百会穴；背部疼痛，加肩外俞穴、天宗穴、大椎穴；肩部疼痛，加肩井穴、巨骨穴、肩中穴。

【疗程】每日 1～2 次，5 次为 1 个疗程。

【注意事项】

（1）急性发作时，患者可在痛点自我点压，点压时以不引起疼痛，有酸胀感为宜。

（2）在颈部用热毛巾热敷 30 分钟，有缓和疼痛的效果。

（3）落枕症状缓解后宜经常进行颈部功能锻炼，以增强颈部力量，减少复发机会。方法是做颈部的向前、向后、向左、向右和顺时针旋转、逆时针旋转等。锻炼时，动作宜缓和，以免引起头晕、恶心等。

（4）平时注意颈背部的防寒保暖。

（5）睡眠时，枕头宜低于 8 cm，不宜过高。

第三节 冻疮

【病症概述】

冻疮又称为冻伤，是由于低温冷冻引起人体局部组织的损伤。多见于手足及面部，冬季易发。本病临床表现为局部瘀血紫斑、肿胀、痒痛，严重时可发生水疱，疱破后可形成溃疡。

本病的发生多由于体质虚弱或野外活动，或天气过冷受寒邪侵袭，造成气血运行不畅，凝聚而致生疮。

冻疮相当于西医学的局部性冻疮。全身性冻疮（冻僵）不在本节讨论范围。

【诊断要点】

（1）病初皮肤呈局限性红色或紫红色，有肿胀和瘙痒感，遇热后肿胀和瘙痒感更加明显。

（2）患处冰冷，按压褪色，恢复较慢。

（3）后期出现水疱，继而破溃形成溃疡。

（4）天气转暖，可以自愈。

（5）好发于手、足、耳郭、面颊等肢体末梢和暴露部位。

（6）一般无全身症状。

【选穴】

主穴：镇寒穴、梅花穴、阿是穴、气海穴、血海穴。

加减：体质虚弱，逢秋冬季复发者，加肾俞穴、脾俞穴、关元穴、足三里穴。

【疗程】每日 1～2 次，5 次为 1 个疗程。

【注意事项】

（1）秋冬来临时，注意防寒保暖。

（2）平时注意体育锻炼，增强耐寒能力。若能进行冷水浴锻炼，效果更佳。

（3）患处避免热烤，以免局部血管扩张，加重病情。

第四节　口眼㖞斜

【病症概述】

口眼㖞斜即现代医学的"面神经麻痹"。本病以口眼㖞斜，一侧眼睑不能闭合，鼻唇沟歪斜变浅，口角流涎，喝水则漏，不能闭眼，不能吹口哨等为主症。

现代医学认为本病可因风寒或鼻咽部感染等导致面神经血管痉挛、缺血、水肿，使面神经受压、营养缺乏甚至神经变性而致病。

【诊断要点】

（1）起病突然，患侧面神经瘫痪，不能闭眼，不能皱额，鼻唇沟变浅，口角流涎，口眼㖞斜向健侧，等等。

（2）患侧额纹变浅或者消失，眼裂增大，流眼泪，笑时口角向健侧牵引偏斜，患侧不能鼓腮或吹气，味觉减退，耳聋或听觉过敏，等等。

（3）常规检查做颅脑 CT、核磁共振等，可排除颅脑肿瘤、脑血管病变、颅内或非创伤性神经源性引起者，颅底骨折、外科手术及面神经分布区神经毒性药物的注射、代谢障碍（如糖尿病、维生素缺乏）、血管机能不全和先天性面神经核发育不全引起者。

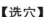

【选穴】

主穴：地仓穴、颊车穴、四白穴、风池穴、合谷穴、内庭穴。

加减：不能闭眼，加阳白穴、攒竹穴、印堂穴；面部麻木，加颧髎穴、巨髎穴；流泪不止，加承泣穴、瞳子髎穴。

【疗程】 每日1～2次，10次为1个疗程。

【注意事项】

（1）适当进行面部按摩和热敷，促进康复。

（2）用眼罩保护患侧眼，滴眼药水，预防眼部感染。

（3）局部注意防寒保暖。

（4）少食辛辣食物，戒烟酒。

第五节　痔疮

【病症概述】

痔疮是指发生于直肠下端和肛门内外的静脉丛曲张所形成的柔软静脉团。

痔疮临床以排便时有鲜血、便后血止为特点，分内痔、外痔、混合痔三种，常伴疼痛、瘙痒、便秘等表现。

本病发生多因久坐久站，或妊娠疾病等致中气虚弱，或嗜食辛辣厚味，燥热内生，气滞血瘀，脉络结聚于肛门而成。

【诊断要点】

（1）痔疮分为内痔、外痔和混合痔三种类型。

内痔是发生于齿线以上的静脉曲张团块，临床表现主要为便血，较大的内痔还伴有脱垂。

外痔是发生于齿线以下的静脉曲张团块或赘皮，临床表现主要为坠胀、疼痛和有异物感。

混合痔是发生在同一方位齿线上下，形成一体的静脉曲张团块，临床表现为兼有内痔、外痔双重症状。

（2）一般无全身症状。

（3）久病失血过多者，可出现气血不足的表现，如面色不华、头晕眼花、腰腿无力、唇舌淡白、脉沉细无力等。

（4）壮医目诊：白睛右眼 7 点或左眼 5 点直肠反应区血脉根部粗大，脉络状如树枝样分叉、弯曲，色鲜红或暗红，末端可有瘀点。可以根据血脉的分叉条数、粗细来判断痔核的多少及大小。

（5）肛门视诊：有无内痔脱出，肛门周围有无湿疹，有无静脉曲张性外痔、血栓性外痔及皮赘，必要时可行蹲位检查；观察并记录脱出内痔的部位、大小和有无出血以及痔黏膜有无糜烂和溃疡。

（6）肛管直肠指诊：轻度内痔指检时无异常；对反复脱出的重度内痔，指检有时可触及齿状线上的纤维化痔组织；肛管直肠指诊可以排除肛门直肠肿瘤和其他疾病。

（7）肛门直肠镜检查可以明确内痔的部位、大小、数目和内痔表面黏膜有无出血、水肿、糜烂等。对有排便功能障碍或括约肌损伤的患者应做进一步检查。

【选穴】

主穴：长强穴、次髎穴、会阳穴、承山穴、二白穴。

加减：局部出血较多，加血海穴、大椎穴、气海俞穴；局部瘙痒或肿痛，加秩边穴、飞扬穴、阴陵泉穴、三阴交穴；久病贫血，加足三里穴、膈俞穴、关元俞穴、命门穴；便秘，加天枢穴、支沟穴、大肠俞穴、丰隆穴。

【疗程】每日 1～2 次，5 次为 1 个疗程。

【注意事项】

（1）生活规律，定时排便，经常清洗肛门。

（2）饮食清淡，多吃蔬菜、水果，如西瓜、香蕉、番茄等都有润肠的作用，避免辛辣刺激性食物。

（3）多饮开水，夏天可饮淡盐水，保证肠道的水分供应。

（4）注意锻炼。适当的运动可以减低静脉压，加强心脑血管系统的机能，消除便秘，增强肌肉的力量，防止痔疮发作。非发病期间，经常做提肛运动益处较多。

参考文献

［1］黄瑾明，黄汉儒，黄鼎坚. 壮医药线点灸疗法［M］. 南宁：广西科学技术出版社，1986.

［2］黄瑾明，黄汉儒. 壮医药线点灸临床治验录［M］. 南宁：广西民族出版社，1990.

［3］吕琳. 壮医药线点灸疗法技术操作规范与应用研究［M］. 南宁：广西科学技术出版社，2007.

［4］钟鸣. 中国壮医病证诊疗规范［M］. 南宁：广西科学技术出版社，2009.

［5］黄汉儒，黄景贤，殷昭红. 壮族医学史［M］. 南宁：广西科学技术出版社，1998.

［6］李珪，容小翔. 实用壮医目诊［M］. 南宁：广西民族出版社，2013.

［7］黄瑾明，宋宁，黄凯. 中国壮医针灸学［M］. 南宁：广西民族出版社，2010.